당뇨병 환자 돌보기

자신만만 당뇨병

저자
桝田 出

옮김
김영설, 이상열

군자출판사

자신만만 당뇨병

첫째판 1쇄 인쇄 | 2014년 9월 11일
첫째판 1쇄 발행 | 2014년 9월 17일

옮 긴 이 김영설, 이상열
발 행 인 장주연
출 판 기 획 김도성
편집디자인 한시대
표지디자인 김민경
발 행 처 군자출판사
등록 제 4-139호(1991. 6. 24)
본사 (110-717) 서울특별시 종로구 창경궁로 117(인의동, 교원공제빌딩 6층)
전화 (02) 762-9194/5 팩스 (02) 764-0209
홈페이지 www.koonja.co.kr

© 2014년, 자신만만 당뇨병 / 군자출판사
본서는 역자와의 계약에 의해 군자출판사에서 발행합니다.
본서의 내용 일부 혹은 전부를 무단으로 복제하는 것은 법으로 금지되어 있습니다.
www.koonja.co.kr

* 파본은 교환하여 드립니다.
* 검인은 저자와의 합의 하에 생략합니다.

ISBN 978-89-6278-918-8

정가 20,000원

자신만만 당뇨병

김영설, 이상열 옮김

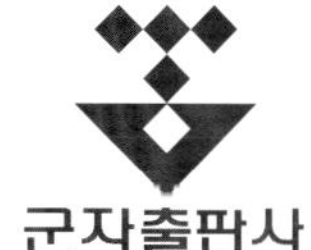

군자출판사

원저 서문

당뇨병 진료 분야는 지난 몇 년 동안 크게 바뀌고 있습니다. 2010년 7월에는 당뇨병 진단 기준을 개정하여 혈당과 HbA1c 측정만으로 당뇨병을 진단하게 되었으며, 국제 표준화에 의해 HbA1c를 표시하고 있습니다. 또한 새로운 치료제로 인크레틴 관련 약제인 DPP-4 저해제와 GLP-1 수용체 작용제가 등장하여 당뇨병 치료를 크게 바꿀 것으로 기대되고 있습니다. 그러나, 당뇨병은 생활 습관과 관련이 깊고, 환자의 자기 관리가 치료의 기본이므로 치료를 담당하는 의사 이외의 모든 의료인의 팀웍이 중요하다는 사실에 변함이 없습니다.

이 책은 당뇨병 치료에 종사하는 의사와 간호사를 비롯한 모든 의료인이 당뇨병에 대한 기본 지식에서부터 최신 지견, 실제 환자 돌보기를 폭넓게 배울 수 있도록 기획되었습니다. 집필자는 당뇨병에 조예가 깊은 전문가에게 의뢰하였으며, 이 책의 취지를 이해하여 알기 쉽고 집필하여 임상 현장에서 일하는 모든 의료인에게 지식의 정리나 복습에 활용할 수 있는 내용이 되도록 하였습니다. 또한 환자 교육에 참고가 되는 증례를 포함시켜 현장감을 익히도록 하였습니다. 칼럼이나 NOTE는 환자와의 커뮤니케이션 수단이나 지식의 확인에 유용하게 이용할 것으로 생각합니다.

지금 전세계에서 당뇨병 환자가 계속 증가하고 있으며, 당뇨병 전단계인 내당능 이상도 증가하고 있습니다. 따라서 당뇨병 전문의만으로는 모든 당뇨병 환자의 진료는 불가능하고, 전문 병원 외 많은 병원이 당뇨병 진료에 참여하고 있습니다. 이런 환자의 돌보기에 이 책을 활용하여 중증 합병증 진행을 막아 건강한 상태 유지에 도움이 되기를 바랍니다.

마지막으로 이 책의 간행에 도움을 주신 여러분에게 깊은 감사 말씀을 드립니다.

마쓰다 이즈루

역자 서문

당뇨병은 “치료(cure)” 하는 것이 아니라 “돌보기(care)” 라고 합니다. 이렇게 말하는 것은 그간 당뇨병의 고혈당을 치료하기 위한 여러 가지 약제가 개발되었으나 아직 완벽한 치료제는 없으며 오히려 체중 증가나 저혈당 같은 부작용으로 완치와는 거리가 멀기 때문일 것입니다. 더욱이 혈당을 조절한다고 하는 약제도 식사 요법이나 운동 요법 같은 생활 습관 교정을 같이 하지 않으면 효과를 볼 수 없습니다. 따라서 당뇨병의 치료보다는 돌보기가 중요하다고 생각합니다.

이런 배경에서 당뇨병 치료 방침은 계속 바뀌고 있으며 2012년 미국 당뇨병학회는 “환자 중심 치료” 를 선언하여 획일적인 치료가 아니라 개개 환자에게 적합한 관리의 중요성을 강조하고 있습니다. 우리나라에서는 의료 보험의 제한이나 국민들의 인식 부족 등으로 충분한 당뇨병 치료가 이루어지지 못하고 있습니다. 그 결과 당뇨병의 폭발적 증가는 바로 합병증 증가로 이어지는 안타까운 현실에 있습니다. 그렇다고 당뇨병 환자를 돌보아야할 전문 의료인이 손을 놓고 수수방관만 할 수 없는 상황입니다. 당뇨병에 관련된 모든 의료인이 제한된 여건 속에서도 환자에게 더욱 다가 갈 수 있는 환자 돌보기가 절실한 시점입니다.

그간 발간된 당뇨병 전문 서적은 대부분 치료면 만을 강조하고 환자에게 직접 도움을 줄 수 있는 돌보기에 대한 설명은 부족한 면이 있었습니다. 이 책은 종래의 당뇨병 교과서와는 달리 실제 환자 돌보기에 필요한 요점과 스킬을 제시하여 당뇨병 치료를 담당하는 모든 의료인에게 도움이 될 것입니다. 이런 돌보기가 더욱 확산되어 많은 당뇨병 환자에서 합병증의 방지와 삶의 질이 향상되기를 바랍니다.

좋은 책을 출간할 기회를 주신 군자출판사 여러분에게 깊은 감사를 드립니다.

경희의대 김영설 , 이상열

목 차
contents

Ⅲ 합병증 돌보기

당뇨병 분야에서 자주 사용하는 약어

1,5-AG	1,5- 안히드로글루시톨
α -GI	α - 글루코시다제 저해제
ABI	발목 / 상완 혈압비
ADA	미국 당뇨병학회
ASO	폐색성 동맥경화증
AT	혐기성 대사 역치
BG 제	비구아니드제
BMI	체질량지수
BNP	뇌성 나트륨 이뇨펩티드
Ccr	사구체 여과율
CGM	지속 혈당 모니터
CKD	만성 신장병
CPR	C - 펩티드 면역 활성
CSII 요법	지속피하 인슐린주입 요법
DKA	당뇨병 케토산증
DM	당뇨병
DPP-4	디펩티딜펩티다제 -4
ED	발기 장애
Ex	엑서사이즈
FBG	공복 (전혈) 혈당
FPG	공복 (혈장) 혈당
GA	당화알부민
GAD	글루타민산탈탄산 효소
GDM	임신 당뇨병
GFR	사구체 여과량
GI	당지수
GIP	당의존성 인슐린분비 자극 폴리펩티드

GLP-1	글루카곤양 펩티드 -1
GLUT	당수송체
GTT	당부하 검사
HbA1c	헤모글로빈 A1c
HDL-C	고밀도 지단백 콜레스테롤
HOMA-R	인슐린 저항치
IAA	인슐린 자가 항체
ICA	췌도세포 항체
IDDM	인슐린 의존당뇨병
IGT	내당능이상
JDS	일본 당뇨병 학회
IRI	면역 반응성 인슐린
LDL-C	저밀도 지단백 콜레스테롤
MODY	청년 발생 성인형 당뇨병
NASH	비알코올성 지방간염
NIDDM	인슐린비의존 당뇨병
OGTT	경구 당부하검사
OHA	경구 혈당 강하제
PD	복막 투석
SMBG	혈당 자가 측정
SPIDDM	서서히 진행하는 1 형 당뇨병
SU	설폰 요소제
TG	중성지방 (트리글리세리드)
TZD	티아졸리딘디온제
VEGF	혈관내피 세포 증식인자
VO_2max	최대 산소 섭취량
VLDL	초저밀도 지단백
WHO	세계 보건기구

I

당뇨병이란 ?

1 당뇨병 분류와 원인

급증하는 당뇨병 환자

당뇨병은 최근, 생활 습관 변화를 배경으로 전세계적으로 급증하고 있다. 일본의 당뇨병 실태 조사에 의하면, 1997년에는 당뇨병 환자와 전단계를 합해 약 1,370만 명이었지만, 2007년에는 약 2,210만 명으로 현저하게 증가하였다(**그림 Ⅰ-1**)[1).

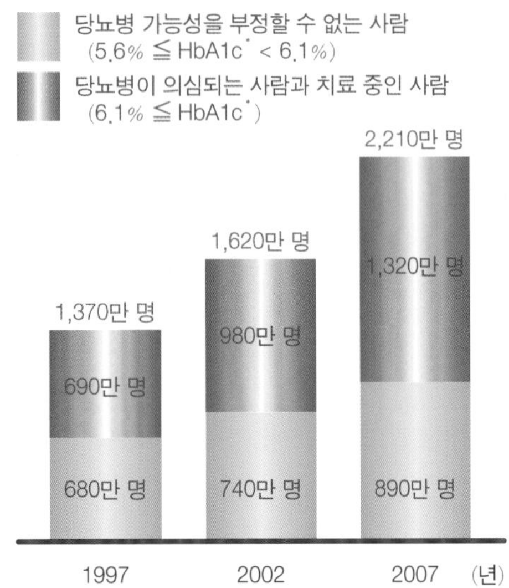

그림 Ⅰ-1 일본의 당뇨병 환자 추이

* HbA1c 문헌 1)

당뇨병이란

당뇨병(diabetes mellitus, DM)은 인슐린 작용부족에 의한 만성 고혈당 상태를 특징으로 하는 대사 질환군이다. 높은 혈당(고혈당)의 지속은 인슐린 작용이 부족함을 나타낸다. 지속된 중등도 이상의 고혈당에 의해, 특징적 증상(갈증, 다음, 다뇨, 체중 감소, 피로감)을 나타내지만, 보통 자각 증상이 없어 대부분의 환자는 병을 인지하지 못한다.

● **당뇨병과 대사증후군의 관계(그림 Ⅰ-2)**

당뇨병과 대사증후군이 같지는 않다. 당뇨병(만성 고혈당)은 인슐린 작용부족에 의해, 당뇨병 망막증, 신증, 신경병증 등의 미세혈관 합병증을 일으킨다.

한편 대사증후군은 비만에 의한 인슐린 저항성으로 동맥경화성 질환(대혈관 합병증)을 일으킨다. 동맥경화성 질환의 중요 위험 인자로는 흡연, 고LDL-콜레스테롤혈증이 있다.

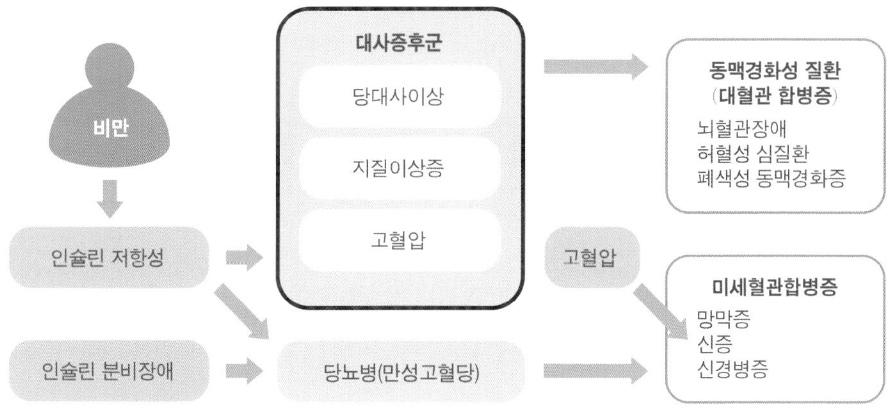

그림 Ⅰ-2 **당뇨병과 대사증후군**

고혈당의 원인인 인슐린 작용 부족

인슐린 작용과 혈당의 관계

인슐린은 식사 섭취에 의해 혈당이 높아지면 췌장 베타세포(β세포)에서 분비된다. 췌장 베타세포에서 분비된 인슐린은 간, 골격근, 지방조직 등에 작용해 포도당의 세포내 유입을 증가시켜 해당계를 활성화 시킨다. 이것이 인슐린 작용이다.

간이나 골격근에서는 인슐린 작용에 의해 유입된 포도당이 글리코겐으로 합성되어 축적된다. 한편 지방조직에서는 유입된 포도당의 중성지방 합성이 촉진된다. 이런 2개의 인슐린 작용에 의해 혈당이 내려간다.

식사를 하지 않으면 인슐린 분비가 저하되고, 글루카곤, 카테콜라민, 코티솔, 성장호르몬 등의 인슐린 길항호르몬이 분비되어 주로 간의 글리코겐 분해되어 포도당 공급이나, 골격근 유래 아미노산에서 당신생으로 포도당을 공급하여 혈당을 유지한다.

Column 대사증후군

세계적으로 동맥경화성 질환의 중요성이 알려졌으며, 그 발생 'beyond cholesterol' 즉, 고콜레스테롤혈증 이외의 위험인자의 병태로서 인슐린 저항성, 비만, 내장 지방 축적 상태를 기반으로 고혈당, 고혈압, 지방이상증의 위험이 중복된 상태인 복합 위험인자 증후군이 주목 받고 있다. 현재는 이 다양한 복합 위험인자 증후군을 다시 정의한 대사증후군의 개념이 제창되었다.

일본의 연구에 의하면, 40세 이상 남성 808명 중 대사증후군 진단 기준의 양성 빈도는 21%였다. 8년 간의 심혈관 질환 발생은 대사증후군에서 그렇지 않은 군에 비해 1.8배 였다[2].

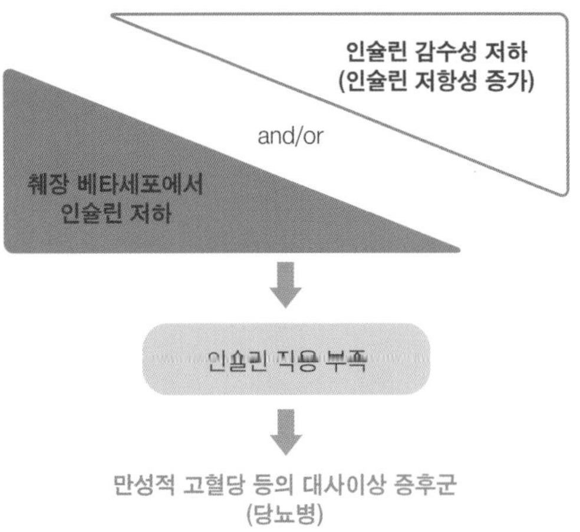

그림 I –3 당뇨병의 발생 원인

당뇨병의 원인은 인슐린 작용 부족

간, 골격근, 지방조직 등에서 인슐린에 대한 감수성이 저하된 상태를 인슐린 저항성이라고 부른다. 췌장 베타세포의 인슐린 분비와 인슐린 저항성의 균형이 맞으면 혈당을 포함한 대사 전체가 정상으로 유지되나, 인슐린 분비가 부족하거나 인슐린 저항성이 증가되어 균형이 깨지면 인슐린 작용이 부족하여 혈당이 상승 된다. 이것이 당뇨병의 원인이다(**그림 I –3**).

당뇨병의 분류

당뇨병 분류에는, 원인에 의한 분류(**표 I –1**)와 병태에 의한 분류(**표 I –2**)가 있으며, 개개의 증례를 이 양면으로부터 파악할 수 있다. 진단은 원칙적으로 원인에 근거해 시행하며, 여기에 더해 병태를 기술하는 것이 보통이다.

표 I –1 **당뇨병 및 당대사 이상[1]의 원인 분류[2]**

I .1형 당뇨병
췌장 β세포의 파괴, 절대적 인슐린 결핍에 이른다. A. 자가면역성 B. 특발성
II .2형 당뇨병
인슐린 분비 저하, 인슐린 저항성이 관여하며, 인슐린의 절대적 부족을 동반한 것이 있다.
III .기타 특정 기전, 질환에 의한 당뇨병
A. 유전 인자로 유전자 이상이 밝혀진 것. ① 췌장 β세포 기능에 관련된 유전자 이상 ② 인슐린 작용 전달 기전과 관계된 유전자 이상 B. 다른 질환, 조건에 동반한 것. ① 췌장 외분비질환 ② 내분비 질환 ③ 간 질환 ④ 약제나 화학물질에 의한 것 ⑤ 감염증 ⑥ 면역 기전에 의한 보기 드문 병태 ⑦ 기타 유전적 증후군으로 충뇨병을 동반한 것
IV .임신 당뇨병

* 1 일부에는 당뇨병에 특유한 합병증을 일으키는지 확인되지 않은 것도 포함된다.
* 2 현시점에서 어느 것으로도 분류할 수 없는 것은 분류 불능으로 한다.

문헌3)

원인에 의한 분류

당뇨병은 **표 I –1**과 같이, 1형 당뇨병, 2형 당뇨병, 기타 특정 기전, 질환에 의한 당뇨병, 임신 당뇨병으로 분류된다.

1형 당뇨병

우리나라에서 1형 당뇨병 환자 수는 매우 적으며, 일반적으로 젊은 사람에서 대부분 발생한다고 여겨졌으나 모든 연령층에서 나타날 수 있다.

표 I-2 당뇨병의 원인에 의한 분류와 특징

당뇨병의 분류	1형 당뇨병	2형 당뇨병
발병 소인	• 자가면역반응+다른 소인·환경인자 ⇒ 췌장 β 세포파괴 • HLA 등의 유전자 관여.	여러 유전인자+환경인자(과식, 운동부족)
자가 항체	췌도항체(GAD,IAA,ICA,IA-2)의 출현율이 높다.	(-)
가족력	(+)	관여가 크다.
발생 연령	• 소아~사춘기에 많다. • 중년 이후에도 있다.	• 40세 이상에 많다. • 젊은 나이에 발생하는 경향이 있다.
비만	관계 없음	비만 또는 과체중 병력.
기타	• 다른 자가면역질환(갑상선 질환 등) 동반이 적지 않다. • 전격형, SPIDDM이 있다.	전체 당뇨병 환자의 95%를 차지한다.

● 원인은 자가면역 반응에 의한 인슐린 결핍

1형 당뇨병의 대부분은 발병 초기에 췌도항원에 대한 자가 항체(췌도 관련 자가 항체)NOTE 1가 발견된다. 1형 당뇨병에서는, 자가면역 반응에 의해서 췌장 베타세포의 파괴 병변이 일어나, 인슐린의 절대적 결핍이 생겨 발병하는 경우가 대부분이다. 그런데 자가면역 반응에 크게 관여하는 것은 유전자 이다. 1형 딩뇨병에는 HLA NOTE 2 등의 유진인자에 바이러스 감염 등의 어떤 소인·환경 인자가 더해져 발병한다.

이와 같이, 췌장 베타세포 파괴에 자가면역 기전이 관련되는 당뇨병을 '자가면역성 1형 당뇨병' 이라고 부른다.

당뇨병에는 다른 자가면역 질환을 동반하는 경우도 적지 않다.

● 서서히 진행하는 1형 당뇨병(SPIDDM)

일반적으로, 자가 항체 양성인 자가면역성 1형 당뇨병은 급격하게 발병하는 것이 많지만 그 중에는, 발생 초기에는 인슐린비의존 상태로, 수년에 걸쳐 서서히 인슐린 의존 상태에 이르는 서서히 진행하는 1형 당뇨병(slowly progressive insulin dependent diabetes mellitus, SPIDDM)도 있다.

● 전격성 1형 당뇨병

자가 항체의 존재를 증명할 수 없는 상태로 인슐린 의존 상태에 이르는 예가 있는데, 이것을 「특빌성 1형 딩뇨병」이라고 부른다. 자가 항체 음성의 특발성 1형 당뇨병안에는, '전격성 1형 당뇨병' 이라고 부르는 매우 급격히 발병하는 타입이 있다(**표 I-3**).

덧붙여 자가 항체 음성이고, 인슐린 의존 상태를 나타내는 경우 중에서, 유전자 이상 등 원인이 있는 것, 청량 음료 케토산증 등에 의해 일시적으로 인슐린 의존 상태에 빠지는 것은 특발성에는 포함되지 않는다.

NOTE

▶1 췌도관련 자가 항체
GAD (glutamic acid decarboxylase) 항체, 항인슐린 자가 항체(insulin autoantibody, IAA), ICA (islet cell antibody), IA-2(insulinoma-associated antigen) 항체 등이 있다.

▶2 HLA
HLA(human leukocyte antigen, 사람 백혈구형 항원)은 모든 세포의 표면에 존재하며, 사람 각자의 개성을 나타내는 항원이다. 사람마다 다르므로 방대한 종류가 있다.

표 I-3 극증 1형 당뇨병의 스크리닝 기준과 진단 기준

스크리닝 기준 (다음 기준을 만족하면 입원 후 정밀 검사 필요)
1. 당뇨병 증상 발생 후 1주 전후 이내에 케토시스 또는 케토산증에 빠진다. 2. 초진시 (수시)혈당 288 mg/dL 이상.

진단 기준 (다음 1~3을 만족하면 진단한다)
1. 당뇨병 증세 발현 후 1주 전후 이내에 케토시스 또는 케토산증에 빠진다(초진시 소변 케톤체 양성, 혈중 케톤체 상승이 있다). 2. 초진시 (수시)혈당 288 mg/dL 이상이며 HbA1c 8.9% 미만이다. 3. 발생시 소변 C-펩티드 10μg/일 미만, 또는 공복시 혈청 C-펩티드 0.3 ng/mL 미만이거나 글루카곤 부하 후 (또는 식후 2시간) 혈청 C-펩티드 0.5 ng/mL 미만이다.

문헌3)

2형 당뇨병

2형 당뇨병은, 전체 당뇨병 환자의 95%를 차지하고 있다. 대부분 중년 이후에 발병하나 최근에는 소아·청년에서도 2형 당뇨병이 증가하고 있다(p76 참조).

●유전 인자 + 환경 인자가 원인

인슐린 분비 저하 또는 인슐린 저항성 증가가 발병에 관련되며, 이 두 인자의 관여 비율은 증례에 따라 다르다. 이런 이상을 일으키는 유전 인자로 대부분의 증례가 다인자 유전으로 생각되며, 일부 유전자가 밝혀졌다.

인슐린 분비 저하나 인슐린 저항성을 일으키는 유전 인자에 과식(특히 고지방식)·운동부족 등의 생활 습관 및 그 결과에 의한 비만이 환경 인자로 더해져, 인슐린 작용 부족을 일으켜 발병하는 당뇨병이다. 대부분의 경우 비만이 있거나 과체중의 병력이 있다(**표 I-2**).

●대부분은 인슐린 비의존 상태

인슐린 비의존 상태인 당뇨병의 대부분은 2형 당뇨병에 속한다. 췌장 베타세포 기능은 어느 정도 유지되고 있어 생존을 위해 인슐린 주사가 필요하게 되는 경우는 드물다.

●다양한 임상상

2형 당뇨병 환자군은 매우 불균일하며, 비만의 유무, 인슐린 분비 저하와 인슐린 감수성 저하의 관여 정도의 차이 등으로 다시 나눌 가능성이 있다.

기타 특정 기전, 질환에 의한 당뇨병

기타 특정 기전, 질환에 의한 당뇨병은, 유전 인자로서 유전자 이상이 밝혀진 당뇨병 및 다른 질환이나 조건에 동반한 당뇨병의 2개 군으로 구별된다.

●유전자 이상이 밝혀진 당뇨병

최근 유전자 기술의 발전에 의해, 현재 몇개의 단일 유전자 이상이 당뇨병의 원인으로 분류되고 있다. 이들은 췌장 베타세포 기능에 관련된 유전자 이상, 인슐린 작용 기전에 관련된 유전자 이상상으로 대별된다. 각 군은 유전자 이상의 종류에 의해 다시 세분화된다. 대표적인 것으로 당뇨병 환자의 약 1%를 차지하는 미토콘드리아 유전자 이상에 의한 당뇨병(미토콘드리아 당뇨병)이 있어, 모계 유전과 난청이 특징적이다.

●다른 질환, 조건에 동반한 당뇨병

다른 질환, 조건에 동반하여 당뇨병이 발병할 수 있다. 원인 질환으로, 췌장 외분비질환(췌장염, 외상, 췌장 적출술, 췌장 종양 등), 내분비 질환(쿠싱 증후군, 말단비대증 등), 간질환(만성 간염, 간경변 등), 약제나 화학물질에 의한 것(글루코코르티코이드, 인터페론 등) 등이 있다.

표 I-4 당뇨병의 병태에 의한 분류와 특징

병태		인슐린 의존 상태	인슐린 비의존 상태
특징		인슐린이 절대적으로 결핍, 생명 유지를 인슐린 치료가 불가결. 병.	인슐린 절대적 결핍은 없지만 상대적으로 부족한 상태. 생명 유지를 위한 인슐린 치료는 필요 없지만, 혈당 조절 목적으로 인슐린 치료가 선택되는 경우가 있다.
임상지표	혈당	높다, 불안정	다양하지만, 일반적으로 안정되어 있다
	케톤체	증가된 경우가 많다	증가되는 경우가 있다
치료		1.강화 인슐린 요법 2.식사 요법 3. 운동요법	1.식사 요법 2. 운동요법 3. 경구 혈당강하제 또는 인슐린 치료
인슐린 분비능 (공복시 혈청 C-펩티드)		0.5 ng/mL이하	1.0 ng/mL 이상

문헌3)

임신 당뇨병

임신을 계기로 인슐린 저항성이 증가되어 발병하는 당뇨병을 임신 당뇨병이라고 한다. 에스트로겐, 프로게스테론 등의 임신 중에 증가 하는 호르몬에 의한 내당능 악화가 원인이며 출산후에 자연치유 하기도 한다. 당뇨병 환자가 임신한 "당뇨병 동반 임신" 은 임신 당뇨병에 포함되지 않는다(p 85 참조).

병태에 의한 분류

원인과 관계없이, 당뇨병은 인슐린 의존 상태(insulin dependent diabetes mellitus, IDDM)와 인슐린 비의존 상태(non-IDDM: NIDDM)로 분류된다(표 I-4). 의존 상태란, 인슐린을 투여하지 않으면 케토시스를 일으켜 생명에 위험이 미치는 상태를 가리킨다. 한편, 인슐린 비의존 상태란 케토시스 예방이나 생명 유지를 위한 인슐린 치료는 필요 없지만, 혈당 조절 때문에 인슐린 치료가 필요한 상태를 가리킨다.

개개 증례의 분류

개개 증례의 분류에서, 1형을 IDDM, 2형을 NIDDM과 같이 원인과 병태의 양면으로 볼 수 있다. 또 1형에서 NIDDM, 2형에서 IDDM 같은 경우도 있을 수 있다.

예를 들어, 2형 당뇨병에서 감염이나 청량음료 다음에 의해 케토산증이 발생되어 인슐린이 필요한 상태(IDDM)이 되기도 한다. 또 1형 당뇨병에서 서서히 진행하는 1형 당뇨병처럼 발생 초기에는 식사요법과 운동 요법으로 양호한 혈당을 얻을 수 있는 경우(NIDDM)도 있다.1형 당뇨병에는, 전격성 1형 당뇨병처럼 급격히 발병하는 것이나, 서서히 진행 1형 당뇨병과 같이 수년에 걸쳐 천천히 인슐린 의존 상태가 되는 것이 있다.

<문헌>
1) 후생노동성 2007년 국민건강 · 영양조사 결과 http://www.mhlw.go.jp/houdoul/2008/12/h1225-5.html
2) 오오니시지문: 지역 남성 주민 에서 일본 진단 기준에 의한 대사 증후군과 심 질환 이벤트와의 관련 연구. 의학의 길 219:807-808, 2006.
3) 일본 당뇨병 학회: 당뇨병치료가이드. 문광당. 2010

Column 오키나와에서 배우는 당뇨병 예방

장수(長壽) 섬으로 세계적으로 유명했던 오키나와현은 지금 일본 굴지의 비만한 당뇨병 지역이 되었으며(**표 A**), 평균 수명이 단축되는 경향이 계속되고 있다. 본토에 비해 패스트푸드 상륙이 약 20년 빨랐던 오키나와현에서는 당뇨병 사망률이나 미진료율이 일본 전국 제1, 2위를 다투는 높은 수치로 나타나며, 젊은 시기에 미국식 생활양식과 음식 세례를 받은 세대를 중심으로 당뇨병, 비만증, 관상동맥질환 유행이 심각해지고 있다. 현대 오키나와의 생활양식, 식사의 특징은, 한 집에 3대 정도인 자동차 보급에 의한 신체 운동량 저하, 지방질의 과잉 섭취, 생선 소비가 적은 한편, 채소 섭취 부족, 소아와 학생 비만의 급증 등으로 요약된다. 본토의 일본인과 비교하여 유전

표 A 일본 전국의 비만자 수(BMI 25 이상)

	여성	남성
1 위	오키나와 26.1	오키나와 46.9
2 위	青森 22.7	北海道 34.8
3 위	徳島 22.2	徳島 34.4
4 위	宮城 21.8	青森 33.7
5 위	福島 21.4	秋田 33.5
6 위	茨城 21.2	茨城 33.4
7 위	栃木 21.2	宮城 33.2
8 위	大分 21.1	千葉 33.0
9 위	秋田 21.1	栃木 32.9
10 위	岩手 21.0	岩手 32.8

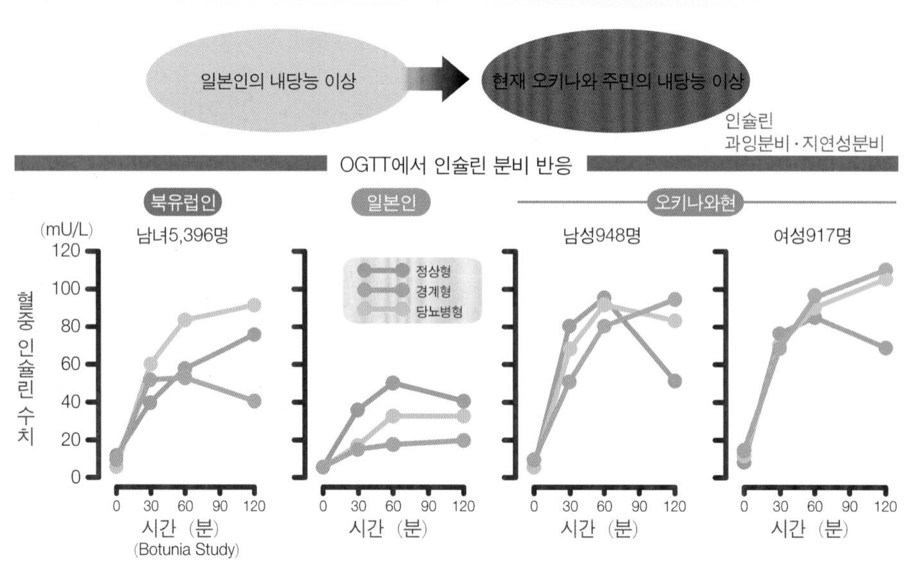

그림 A 구미형 2형 당뇨병 패턴을 나타내는 오키나와의 당뇨병

적 배경은 거의 변하지 않았으나, 오키나와 현 당뇨병 환자의 대부분은 비만을 기본으로 한 심한 고인슐린혈증(인슐린 저항성)을 동반하여 "구미형 2형 당뇨병" 패턴을 나타내는 사실은 주목할 만한다(**그림 A**). 당뇨병의 발생·진행에 생활 습관 혼란이 일으키는 영향은 매우 크며, 오키나와형 당뇨병의 확대는 이윽고 일본 전체, 또 동아시아 지역에 미칠 위험이 높다고 예상된다.

그림 B와 같이, 당뇨병의 발생 위험은 규칙적인 신체 운동이나 식이 섬유 섭취에 노력을 기울이고 생선의 불포화 지방산 섭취로 20~40% 감소시킬 수 있다고 하지만, BMI 25~30의 초기 비만조차 당뇨병 발생 위험은 7배에 이른다. 고지방식은 당대사에서 인슐린 저항성을 일으켜, 보상적 고인슐린혈증을 일으키며, 타이밍을 벗어나 상승되는 혈중 인슐린 농도는 혈당 강하 작용을 나타내지 못하고 지방간 악화와 비만을 일으킨다.

현대 오키나와의 당뇨병의 실태를 아는 것은 당뇨병 발생 예방을 목표로 하는 교육이나 생활습관 교육에 좋은 힌트가 된다.

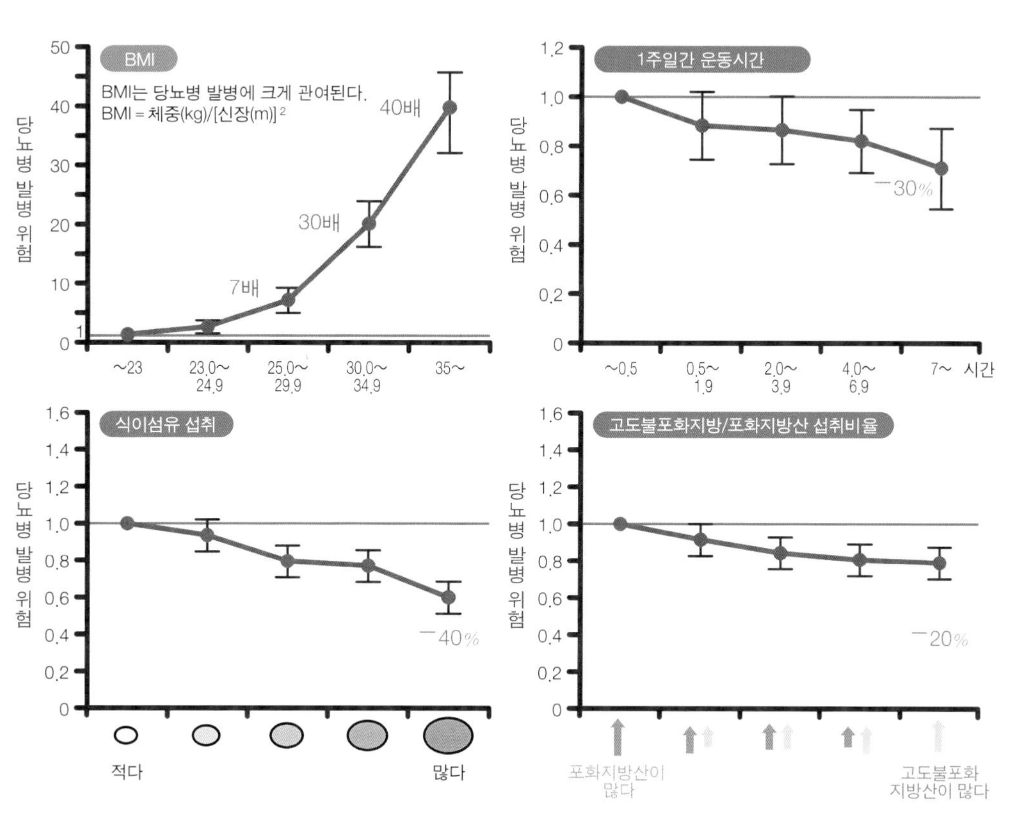

그림 B 생활 습관과 당뇨병(Hu FB et al: N Engl J Med 345:790, 2001)

2 당뇨병 증상과 문진

당뇨병 증상은, 고혈당에 의한 증상과 합병증(장기 장애)에 의한 증상으로 나눌 수 있다. 1형 당뇨병에서는 고혈당 정도가 현저하기 때문에, 당뇨병의 전형적인 증상인 입마름, 다음·다뇨, 전신 권태감, 체중 감소 등을 볼 수 있다. 그러나, 2형 당뇨병에서는 자각 증상이 없어 당뇨병 발견이 늦거나 치료를 중단하는 일이 많다. 여기서는, 당뇨병 발견 계기가 되는 고혈당에 의한 증상이나 그 원인, 문진의 요령 등을 설명한다.

당뇨병의 증상

"증상 없음"이 당뇨병의 증상

당뇨병의 전형적 자각 증상을 호소하여 병원에 오는 사람은 매우 높은 혈당이 계속된 경우가 많다. 그러나 대부분의 환자는 자각 증상이 없다고 해도 과언이 아니다.

그림Ⅰ-4는 2형 당뇨병을 발견하게된 계기를 조사한 결과이다. 어떤 이유로 의료기관에서 진료 받았을 때 혈액검사나 소변 검사에서 발견된

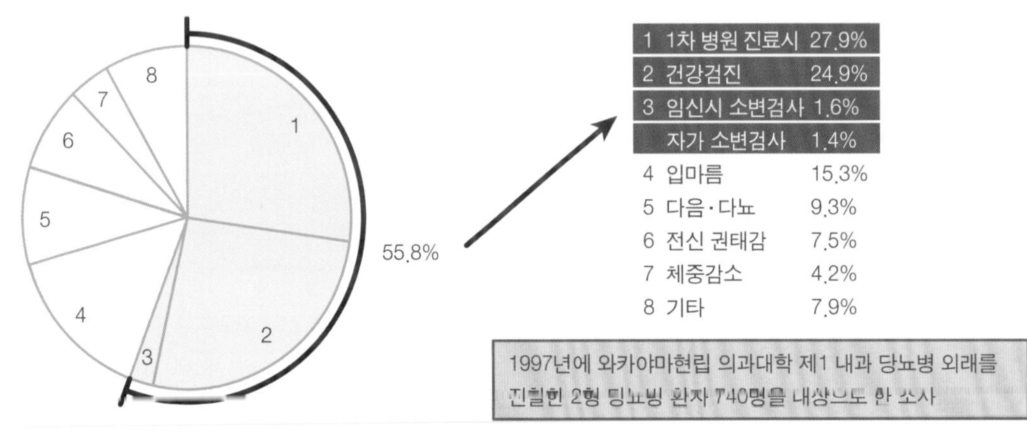

그림Ⅰ-4 2형 당뇨병 발견의 계기 문헌1)

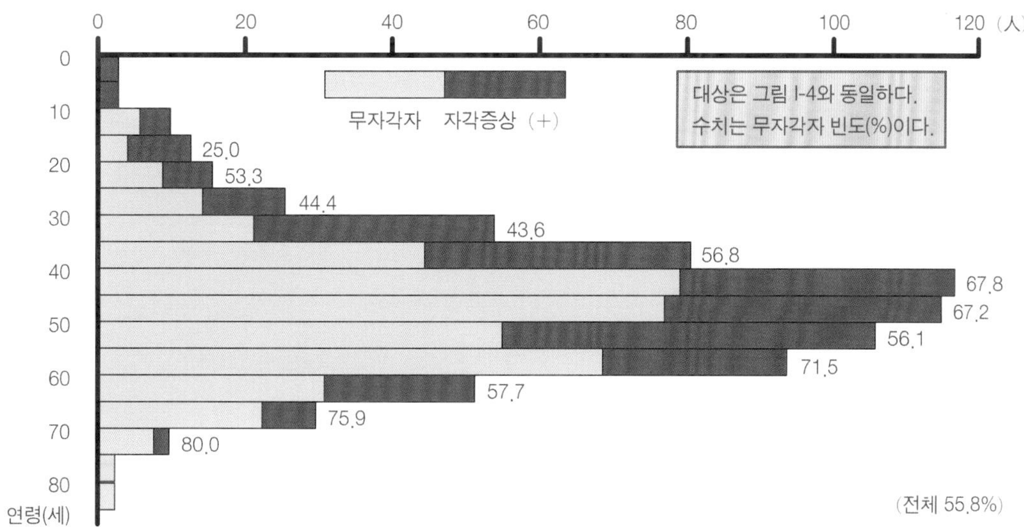

그림 I-5 **연령별로 본 2형 당뇨병 발견시 무자각자의 빈도** 문헌1)

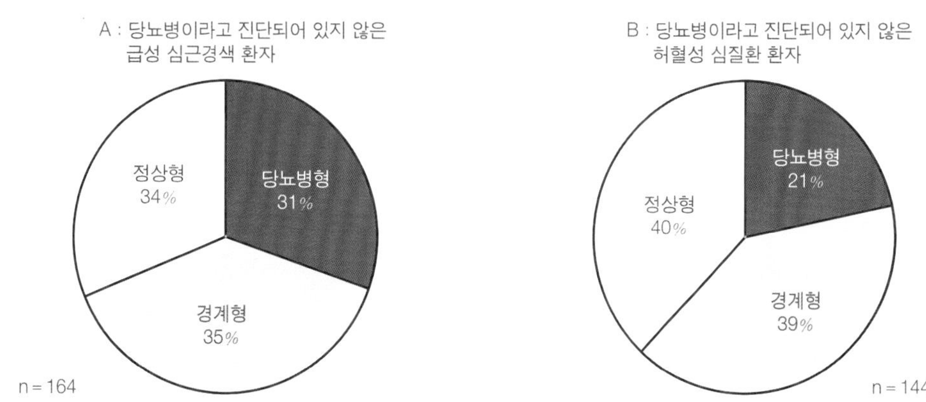

그림 I-6 **허혈성 심질환에 있어서의 당부하 검사의 내당능이상 발현 빈도** 문헌3)

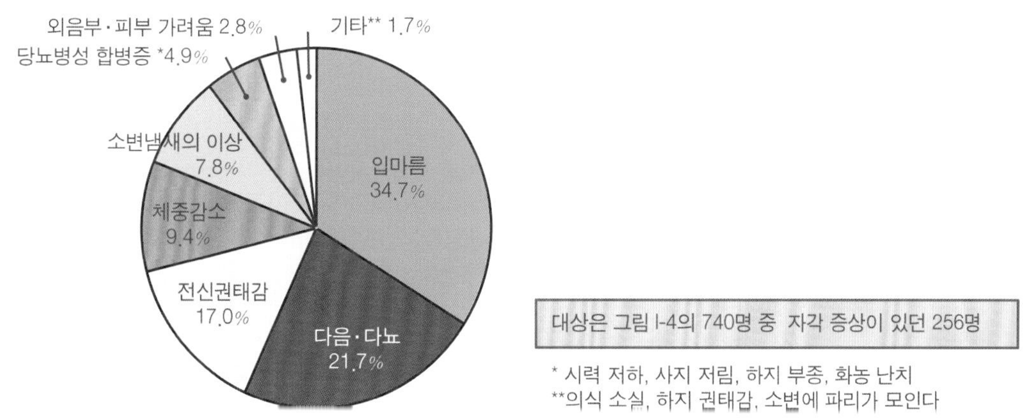

그림 I-7 **당뇨병 발견시 자각 증상의 빈도** 문헌1)

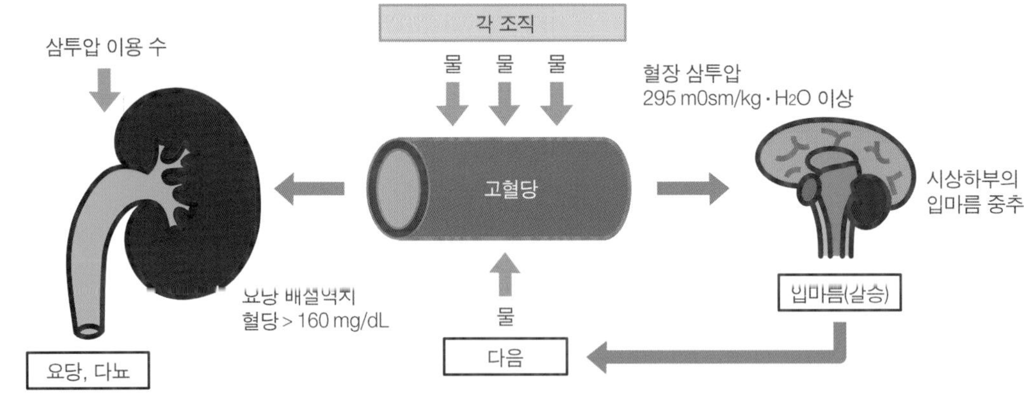

그림 I -8 당뇨병 자각 증상의 병태 생리

사람이 가장 많아, 건강검진에서 지적된 사람을 합하면 반 이상은 자각 증상을 동반하지 않고 발견된 것이 된다. 또 발견된 연령이 높을수록 자각 증상이 없는 비율이 높아진다(**그림 I–5**).

이에 더하여, 지금까지 당뇨병이라고 진단된 적 없이, 허혈성 심질환으로 입원하여 처음으로 당뇨병이나 내당능 이상이 발견되는 사람도 약 2/3에 이른다(**그림 I–6**).

전형적 증상

당뇨병 학회의 당뇨병 진단 기준에는, 입마름, 다음, 다뇨, 체중감소 등의 전형적 증상이 있으면, 혈당에 따라 당뇨병으로 진단한다. 그 밖에 **그림 I–7**과 같은 전신 권태감, 소변 냄새의 이상, 피부 가려움은 모두 고혈당과 관련된 증상이다.

증상이 나타나는 원인(**그림 I –8**)

● 입마름, 다음, 다뇨

혈당이 높아지면, 원위 세뇨관에서 요당이 배출되어 소변 삼투압이 높아진다. 따라서 수분 재흡수가 억제되어 포도당과 같이 수분이 대량으로 배출되므로 다뇨가 된다. 게다가 고혈당에 의한 혈장 삼투압 상승은 뇌의 시상하부에서 입마름을 느껴 다음이 일어난다.

● 체중 감소, 전신 권태감

인슐린 작용 부족이 진행되면, 근육 등의 조직에서 포도당을 에너지로 잘 이용 하지 못하여, 전신 권태감이 일어나기 쉬워진다. 또 지방세포에서 중성지방 분해가 항진되어 지방조직이 감소한다. 그 밖에 근육의 단백 분해나 탈수가 더해져 체중이 감소된다.

> **Column**
>
> **전격성 1형 당뇨병을 놓치지 않는다**
>
> 1형 당뇨병에는, 당뇨병 증상이 나오고 나서 1주 전후 이내에서 케토산증에 의해 혼수에 빠지는 극증 1형 당뇨병이 있다. 전격성 1형 당뇨병(p5 참조)에서는, 고혈당에 비해 HbA1c치가 낮은 것이 특징이며, 감기 같은 증상이나 복부 증상이 70% 이상에서 볼 수 있으므로 주의가 필요하다.

● **피부 가려움이나 감염**

당뇨병에서는 세균 감염에 대한 저항력이 저하되어 있다. 소변이나 땀의 포도당이 피부에 부착되어 진균류가 증식하여 외음부나 피부의 가려움이 발생한다.

문진 요령

문진에서, 당뇨병에 의한 자각 증상이나 당뇨병 합병증에 의한 증상, 당뇨병 발생 시기의 추정, 당뇨병 치료력, 생활 습관, 가족력 등을 제대로 질문하여 병태를 파악하는 것이 중요하다. 당뇨병 환자는 자각 증상이 있어도 중요하게 생각하지 않아 별 증상을 호소하지 않는 경우도 적지 않다. 당뇨병 등의 만성질환에서 문진 방법에 따라 예후가 좌우되므로 처음 단계의 문진은 중요한 위치를 차지하고 있다.

진찰 동기에 주목한다

일본의 2007년 국민 건강·영양 조사에 의하면, 당뇨병 환자 중 치료를 받고 있는 사람은 10년 전보다 10% 증가하여 55.7%라고 하나, 이 중 약 반수는 치료를 받지 않고 있다. 당뇨병으로 진료받는 계기는 다음 3가지를 생각할 수 있다.

① 건강진단이나 의료 기관 진료시 우연히 고혈당이나 요당이 발견된 경우

앞에서 설명한대로 최근 이런 경우가 많으며, 자각 증상이 없는 것을 생각할 수 있다. 환자와 신뢰 관계를 쌓아 올려 당뇨병 치료 필요성을 이해시키도록 한다.

② 당뇨병의 전형적 증상을 호소하여 내원하는 경우

혈당이 높은 경우가 많기 때문에 신속한 치료가 필요하다. 또 1형 당뇨병이나 다른 원인으로 발생한 당뇨병과의 감별이 중요하다.

③ 과거 당뇨병으로 진단되었으나 방치 또는 치료 중단 후에 내원하는 경우

망막증이나 신증이 있으면 당뇨병이 진행된 상태라고 생각할 수 있다. 방치나 치료 중단 원인은 다양하며, 이유를 잘 들어 돌볼수 있는 관계를 만들도록 노력 한다.

● **당뇨병으로 진단되어도 진료받지 않는 이유**

건강 진단 등에서 당뇨병 또는 경계형이라고 들은 사람 중에, 검사 후에 "당뇨병 교육을 받았다" "당뇨병 팸플릿을 받았다" "의료 기관에서 진료받도록 들었다" 의 어느 하나에 대답한 사람

표 I -5 당뇨병으로 진단되고 진료받지 않은 이유

- 증상이 없기 때문에, 필요성을 느끼지 않는다.
- 검사 결과가 나쁜 것은 이해하지만, 진료 시간을 낼 수 없다.
- 병에 걸린 것이 확실하지 않은 것 같아 싫다.
- 약을 먹고 싶지 않다.
- 의사를 싫어한다.
- 어디로 가면 좋을지 모르겠다.

문헌5)

표 I -6 치료 중단 이유와 환자의 특징

- 경제적 이유에 의한 치료 중단이 가장 많다.
- HbA1c가 높아도, 일단 중단하면 자각 증상이 나타날 때까지 재진하지 않는다.
- 식사 요법을 시행하면 약 처방이 없어도 괜찮다고 안심하여 방치한다.
- 일이 바빠 통원 시간을 낼 수 없다.
- 가족의 협력을 얻을 수 없다.
- 의사, 의료진의 대응에 불만이 있다.

문헌6)

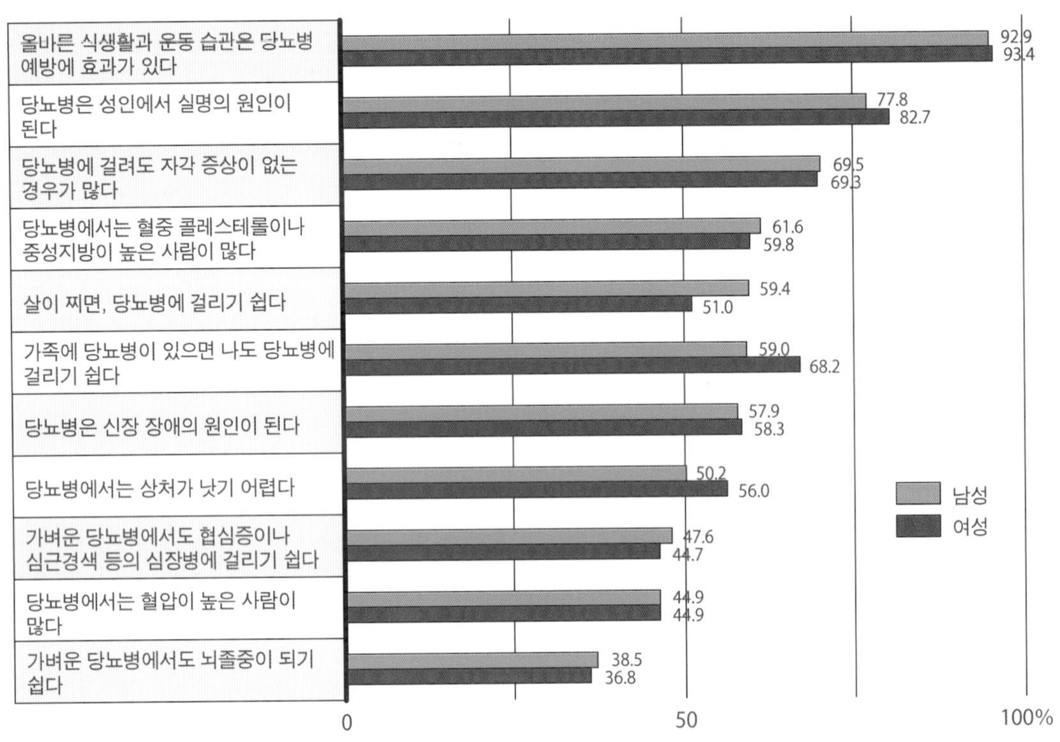

그림 I -9 당뇨병에 대한 지식 파악 문헌4)

의 비율은 약 80%였다. 그러나 진료 받지 않는 경우도 많으며, 그 이유는 **표 I –5**와 같다.

● 치료를 중단하는 이유와 환자의 특징

치료 중단을 막기 위한 중재 연구 이외에도, 당뇨병 환자의 의식에 대한 연구는 많다. 그 중 당뇨병 치료를 중단한 환자의 특징이나 이유에 대한 조사 결과는 **표 I –6**과 같다.

최근의 조사에서는, 경제적 이유에 의한 치료 중단이 가장 많았고, 고혈압이나 지질이상증에 의한 경우도 많아지고 있다. 구체적으로, "당뇨병 검사는 최저한으로 하면 좋겠다. 합병증 검사는 그만두면 좋겠다" 라는 환자의 요구나, "혈당 조절 불량에 인슐린 치료를 권했지만 치료비 부담으로 거부하였다" 라는 의료진의 보고도 있다[6].

환자의 과거력

● 환자의 과거력이나 복약력

당뇨병을 일으키기 쉬운 췌장이나 간의 질환, 내분비 질환, 위절제 수술 등의 병력을 청취한다. 또 혈당을 상승시키기 쉬운 스테로이드제 등의 약제 복용력도 중요한 요점이다.

● 체중 변화

20세의 체중, 과거 최대 체중과 그 연령을 청취한다. 체중 증가는 당뇨병의 원인이 되지만, 체중 감소 경우에 당뇨병에 의한 증상인가 또는 식사·운동 요법의 효과에 의한 것인지 감별이 필요하다.

● 임신 · 출산력

임신 중의 고혈당, 임신 당뇨병, 거대아 출산, 유산의 유무 등을 청취한다.

가족력

2형 당뇨병은 환경 인자와 유전적 소인의 양쪽이 관여해 발병하는 것이 알려져 있다. 가족에 당뇨병 환자가 있는지, 합병증의 유무, 당뇨병 사인, 치료 내용 등을 들어 가계도를 만들면 알기 쉬워진다. 미토콘드리아나 청년 발생 성인형 당뇨병(MODY)인 유전 양식이 진단의 계기가 되는 경우도 있다.

발생 시기를 추정한다

1형 당뇨병과 달리 2형 당뇨병의 발생 시기는 추정하기 어렵다. 그러나, 매년 건강 진단을 받으면 공복 혈당이나 HbA1c를 측정하면 발생 시기를 파악할 수 있다. 최근에는 건강검진이나 다른 질환으로 진료 받을 때 혈액·소변 검사를 받을 기회가 증가하였으므로, 그때의 결과를 가져오게 하여 정상이었는지 확인하면 좋다.

당뇨병에 대한 지식의 청취

환자가 당뇨병에 대해 어떤 지식을 가지고 있는지 파악하는 것이 중요하다. 그 중 하나로 당뇨병에 대한 교육을 받았는지 파악하는 것이 중요하다.

조사에 의하면 전체 환자의 90%는 정확한 식생활과 운동이 예방 효과가 있다고 대답하였다. 또한 당뇨병이 실명의 원인이라고 80%는 정확히 대답했다. 한편 당뇨병이 신장 장애의 원인이라는 것에 대한 정답률은 중간 정도이며, 당뇨병에서 혈압이 높은 사람이 많다거나, 가벼운 당뇨병에서도 심장병이나 뇌졸중이 되기 쉽다는 정답률은 반수 이하였다는 보고가 있다(**그림 I-9**)[4].

당뇨병 환자는 평생 동안 자기 관리를 계속해야 한다. 문진은 그 최초 단계이다. 크게 결심하여 진료 받는 환자에게 혈당 조절의 중요성을 충분히 이해시켜 환자와 의료진의 신뢰 관계를 잘 구축할 필요가 있다.

<문헌>

1) 산케등후부: 당뇨병 발견을 위해. 일본 당뇨병학회편. 당뇨병 치료 지도'98. 진단과치료사. 도쿄. 1988. p935-940
2) Norhammar A et al: Glucose metabolism in patients with acute myocardial infarction and no previous diagnois of diabetes mellitus: a prospective study Lancet 359:2140-2144. 2002
3) Satoh H et al: Post-challenge hyperinsulinaemia rather than hyperglycaemia is associated with the severity of coronary artery disease in patients without a previous diagnosis of diabetes mellirus. Heart 91:731-736. 2005
4) 후생 노동성 2007년 국민 건강영양 조사 http://www.mhlw.go.jp/houdou/2008/12/h1225-5.html
5) 재단법인 장수 과학 진흥 재단 건강장수 네트http://www.tyojyu.or.jp/hp/page00000 3600/hpg000003594.htm
6) 요코미 도모노리: 당뇨병 외래에서 통원 중단예의 의식 조사. 당뇨병 50:883-886,2007

Column 당뇨병 환자를 처음 만나면

먼저 질문부터 해 본다. 당뇨병으로 진단된 환자 돌보기를 처음으로 담당했다고 하자. 이때 당신의 기분은 다음 3개 중 어디에 가장 가까울까?

① "앗! 어떻게 하면 좋지? 당뇨병 환자를 어떻게 돌보지?"

② "아마 지금까지의 생활이 엉망이었겠지. 자업자득이 아닐까"

③ "좋아, 올바른 식사·생활을 몸에 확실히 익혀 주자. 생활 교육을 해야지!"

환자의 기분은?

그렇다면 당뇨병이라고 들은 환자의 기분은 어떨까? 많은 환자의 머리 한쪽에는 지금까지의 진료 경험이 새겨져 있을 것이다. 그것은 "이제 나는 식사를 비롯한 생활 내용의 재검토가 요구되고 있다"라는 것이다. 그런데 요구되는 것은 알고 있어도, 그것을 실행하려면 이야기는 달라진다.

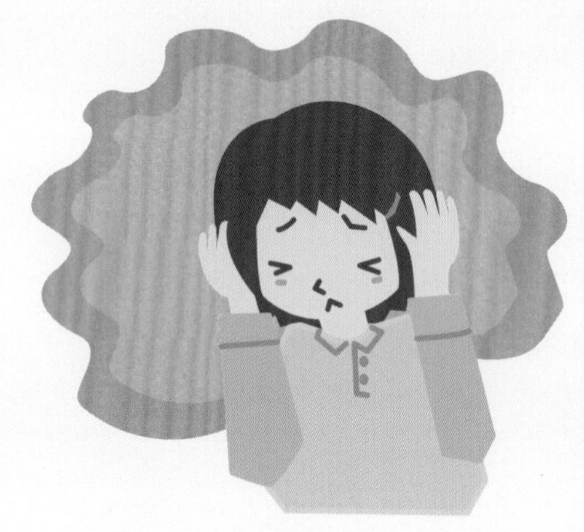

암이나 심장 질환과 달리 당뇨병을 '생명에 직결된 병'이라고 인식하는 사람은 매우 드물다. 하물며, 통증 같은 자각 증상도 없기 때문에, 병 자체를 가볍게 보아 무시하는 경우도 많다. 따라서 "생활 내용을 재검토한다"라고 말해도 매우 중요하다고 생각하기 어려울지도 모른다.

또 생활 습관병의 대표로 여겨지는 당뇨병은, 그동안 건강에 나쁜 생활을 해왔기 때문에 걸린 병이라는 부정적 이미지도 있다. 아직 당뇨병을 '사치병'이라고 말하는 사람도 있으며, 자신을 되돌아 보면 분명히 건강에 좋지 않은 습관 한 두개는 누구나 짐작이 갈 것이다.

그러나 충분히 생각하며 살아온 것도 사실일 것이다. 이런 모든 것을 비난받는 것은 역시 기분 좋은 이야기가 아니다. 귀를 막고 싶어지고, 반발하고 싶어진다. 생활을 바꾸라는 말을 들어도 간단히 납득할 수 없을 수도 있다. 하물며, 지금까지 오랜 세월에 걸쳐 익숙해진 습관을 바꾼다는 것은 쉬운 일이 아니다. 따라서, 환자의 지금 솔직한 기분을 아는 것이 중요하다.

의료인은 환자 돌보기의 동반자

생활 내용을 바꾸어 이제부터 앞으로 계속 치료해 나가는 것은 환자 자신이다. 그러나, 이것을 환자 혼자서 해나가기는 매우 어려운 일이다.

여기서 의료인이 목표로 하는 것은, 환자에게 '건강관리의 좋은 동반자'가 되는 일이다. 환자가 자신의 몸(병)에 관심을 가지고, 앞으로의 인생을 자신있게 걸어갈 수 있도록 환자에게 최적의 치료법을 알려주는 협력자가 되는 것이다. 환자와 함께 목표를 결정하고, 매일의 생활을 같이 되돌아보며 도전해 간다. 이런 기반을 만드는 것이 첫 단계이다.

처음 한 걸음은 듣는 것부터

그러면 처음의 질문으로 되돌아 가보자.

①을 선택한 사람은 어떤 의미에서는 정직한 사람일 수도 있다. 그러나, 이 책을 손에 들고 있어 정말 다행이다. 부디 당뇨병의 기본 지식을 확실하게 몸에 익혀 주기 바란다.

②, ③을 선택한 사람도 정답이다. 생활 습관병을 대표하는 당뇨병이므로, 지금까지의 생활 내용이 병을 일으켰다는 측면은 부정할 수 없다. 그것을 조금이라도 바꾸어 가는 것은 매우 중요하다.

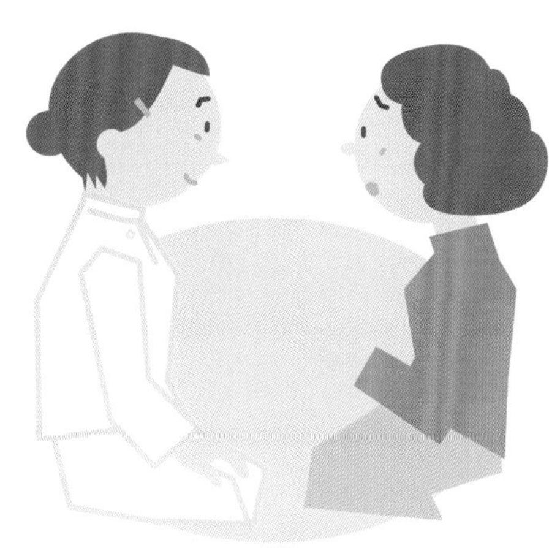

그러나, 여기까지 이 책을 읽어온 사람에게 ①~③뿐 아니라, 다른 대답 "들을 수 있어 잘 되었다. 지금의 기분과 지금까지의 생각, 그리고, 앞으로의 일을 함께 생각해 가고 싶다"라는 생각이 떠오를 수도 있다. 그렇다. 처음에는 꾸짖거나, 교육하는 것이 아니다. 우선 듣는 것부터 시작해야 한다.

3 정상인과 당뇨병 환자의 대사 차이

혈당 조절의 기전

포도당은 우리에게 중요한 에너지원으로, 항상 혈중에 존재하고, 전신의 조직에 흡수되어 에너지로 이용된다. 혈중의 포도당은 다음 3개의 공급원에서 유래하고 있다(**그림 I –10**).

혈중 포도당 공급원

- 식사로 위장관에서 흡수된 포도당
- 간의 글리코겐이 분해되어 생긴 포도당
- 간에서 아미노산이나 글리세롤, 젖산에서 만들어진 포도당(당신생)

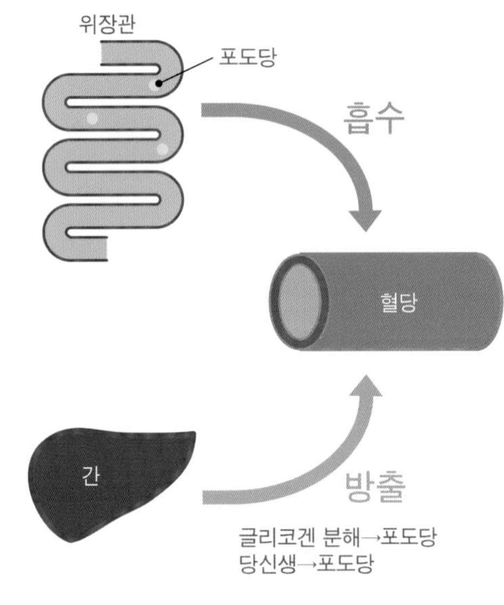

그림 I –10 당의 공급원

식사 후에는 주로 음식에서 얻은 포도당을 이용하나, 공복시에는 간에서 혈중으로 포도당이 공급되어 혈중 포도당 농도가 일정하도록 조절되고 있다.

정상인에서 혈당은, 식사 후나 공복시를 포함한 24시간에 걸쳐 항상 80~140 mg/dL 정도의 비교적 좁은 범위 내로 유지되고 있다. 이것을 혈당의 항상성이라고 말한다. 이 혈당의 항상성은 인슐린이나 인슐린 작용에 길항하는 호르몬에 의해 유지되고 있다.

인슐린 및 다른 호르몬의 역할

혈당을 내리는 인슐린

인슐린은 췌장 베타세포에서 분비되는 호르몬이며, 혈당을 내리는 방향으로 작용하는 체내 유일한 물질이다. 인슐린 분비는, 24시간에 걸쳐서 분비되는 '기초 분비'와 식사섭취 등에 의해 혈중의 포도당이나 아미노산 증가가 자극되어 분비되는 '추가 분비'가 있다(**그림 I-11**).

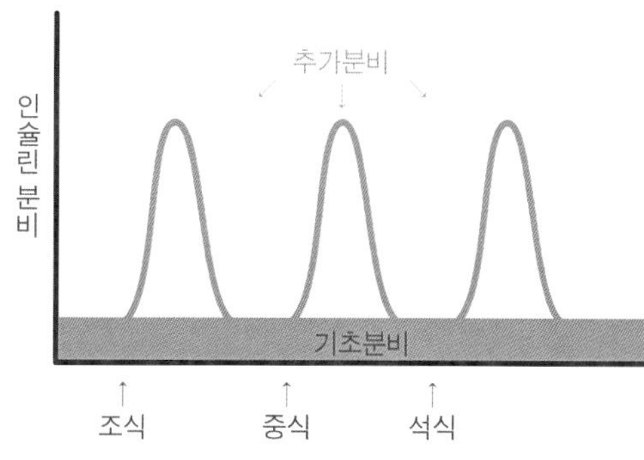

그림 I-11 **인슐린 분비와 식사의 관계**

인슐린이 작용하는 장기(인슐린 감수성기관)로 혈당 조절에 관련하는 것에 간과 골격근이 가장 중요하나, 중성지방을 축적하는 기능이 있는 지방세포도 관여하고 있다(**표 I-7**).

표 I-7 **체내에서 인슐린의 작용**

① 간에서 인슐린의 작용
- 간에서 포도당 방출 억제(글리코겐 분해 억제, 당신생 억제)
- 포도당을 글리코겐으로 바꾸어 저장
- 간으로 포도당 유입 촉진

② 골격근에서 인슐린의 작용
- 포도당을 글리코겐으로 바꾸어 저장
- 골격근으로 포도당 유입 촉진
- 골격근에서 아미노산 분해 억제

③ 지방세포에서 인슐린의 작용
- 지방세포에 포도당 유입 촉진
- 중성지방 합성 촉진
- 중성지방의 유리지방산과 글리세롤로 분해 억제

혈당을 올리는 인슐린 길항 호르몬 (그림 I-12)

인슐린과 반대로 혈당을 올리는 호르몬은 여러 종류가 있으며, 그런 호르몬은 인슐린 길항 호르몬, 또는 혈당 상승 호르몬이라고 부른다. 대표적 예로 글루카곤, 아드레날린, 코티솔, 성장 호르몬등을 들 수 있다.

글루카곤은, 간에서 글리코겐 분해나 당신생을 촉진한다. 또 아드레날린이나 코티솔, 성장 호르몬 등은 골격근으로의 포도당 유입을 감소시키거나 간에서 포도당 방출을 촉진하는 작용이 있다. 이런 인슐린 길항호르몬은 혈당 저하에 반응하여 작용하는 것으로 인슐린과 균형을 취해 혈당 조절을 하고 있다.

인슐린 길항 호르몬은 혈당을 올린다. 인크레틴은 식사와 관련해 인슐린 분비를 조정한다.

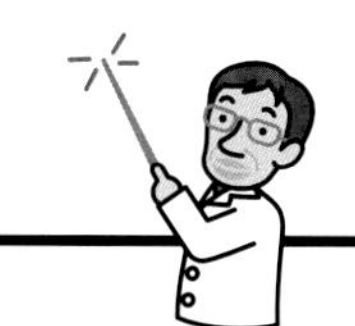

인슐린 분비 조절역할: 인크레틴 (그림 I-13)

인슐린 분비를 조절하는 물질로 포도당이나 아미노산 등의 영양소, 자율신경계, 펩티드 호르몬의 3가지를 들 수 있다. 포도당은 가장 중요한 인슐린 자극 물질이나, 최근 "인크레틴"이라고 부르는 위장관 펩티드 호르몬이 2형 당뇨병 환자의 인슐린 분비 장애를 개선하는 중요한 물질로 작용하는 것을 알게 되었다.

인크레틴은 식사 섭취에 동반해 위장관에서 분비되어 췌장 베타세포에 작용하여 인슐린 분비를 촉진하는 호르몬의 총칭이다. 현재 소장 K

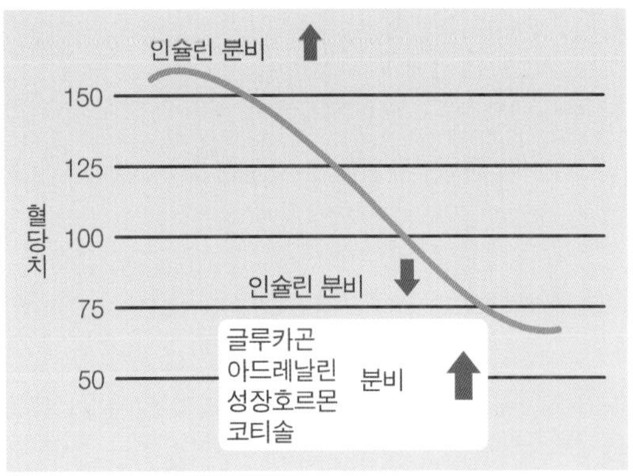

혈당치가 상승하면 인슐린 분비가 증가하여 혈당치가 내려간다.
한편, 혈당치가 내려가면 인슐린 분비가 감소하고 인슐린 길항호르몬의 분비가 증가하여 혈당치가 유지되거나 약간 상승한다.

그림 I −12 혈당의 항상성(정상인)–인슐린과 인슐린 길항호르몬

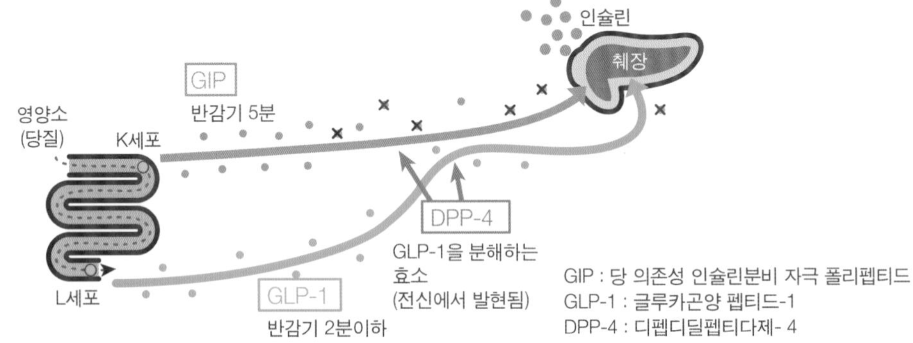

그림 I −13 인크레틴의 작용

세포에서 분비되는 GIP와 L세포에서 분비되는 GLP-1의 2개 위장관 펩티드 호르몬이 알려져 있다.

인크레틴은, 혈당이 상승했을 때만 인슐린 분비를 촉진해, 혈당이 정상화되면 인슐린 분비를 촉진하지 않는 특성이 있다. 이 때문에 고혈당을 억제하는 한편으로, 저혈당은 일으키기 어려운 호르몬이다. 또 인크레틴의 작용에는, 인슐린 분비를 촉진할 뿐 아니라, 췌장 베타세포의 수를 늘리거나 체중감소에 연결되는 효과가 있다고 생각되고 있다.

정상인의 혈당 조절(그림 I −14)

●공복시 혈당 조절

공복시는 음식으로부터의 포도당 공급이 중단되어, 식사에 의해 저축된 간의 글리코겐을 분해하여 혈중 포도당 농도를 유지한다. 게다가 간은, 지방세포의 중성지방을 분해하여 생성한 글리세롤이나, 골격근 단백질이 분해되어 생성한 알라닌등의 당원성 아미노산, 당대사 산물인 젖산을 원료로 당신생을 시행하는 능력을 갖고 있다.

공복시에는 인슐린 분비가 감소하고, 섭식시에 비해 포도당 이용도 감소해, 에너지원은 지

방 중심이 된다. 또 중성지방이나 근 단백질의 분해가 일어나기 쉬운 상태가 된다.

●섭식시 혈당 조절

식사로부터 흡수된 포도당은 문맥을 경유하여 간에 옮겨지고 그 약 절반이 간에서 흡수된다. 또 췌장 베타세포는 혈중 포도당 농도 상승에 따라 즉시 인슐린을 분비한다. 인슐린은 간에서 당신생을 억제하는 동시에 간에 유입된 포도당을 글리코겐으로 바꾸어 축적하는 것을 돕는다. 게다가 골격근을 주로한 인슐린 감수성 기관에 작용 하여 포도당 유입을 촉진시킨다. 이런 작용에 의해 과도한 혈당 상승이 억제된다. 인슐린에 의해 지방세포로의 포도당 유입도 촉진되나, 간이나 골격근과 달리, 지방세포에 받아들여진 포도당은 중성지방으로 축적할 수 있다.

당뇨병 환자의 혈당 조절 이상(그림 I－15)

1형 당뇨병에서는, 췌장 베타세포 기능의 현저한 저하에 의해 인슐린 분비가 고도로 장애되어 혈당을 조절 할 수 없게 된다.

한편, 2형 당뇨병에서는 유전 인자나 생활 습관 등의 환경 인자와 연령 증가에 의해 인슐린 작용이 부족한 상태(인슐린 저항성)와 인슐린 분비 감소가 일어난다. 그 결과, 인슐린 작용 결핍으로 고혈당을 일으키게 된다. 게다가 만성적 고혈당에 의해 인슐린 저항성과 췌장 베타세포 장애가 진행되어 '고혈당 · 인슐린 저항성 · 췌장 베타세포 장애' 사이에 악순환이 형성되어 인슐린 작용 부족의 정도가 점차 심해져, 혈당 조절이 악화된다.

●공복시 혈당 조절 이상

당뇨병 환자에서는, 인슐린 작용 부족에 의해 간에서 혈중으로의 포도당 방출이 정상인에 비해 증가되어 있다. 한편, 골격근 등 인슐린 감수성 기관에서 인슐린 작용 부족에 의해 포도당 유입이 저하되어 공복에도 불구하고 혈당이 상승한다.

간에서 포도당 방출량은, 글리코겐 분해량과 당신생량의 합으로 정해진다. 2형 당뇨병 환자에서는, 글리코겐 분해는 정상인과 차이가 없다는 보고가 많아, 주로 당신생량의 증가가 혈중으로 포도당 방출을 높이는 원인이 되고 있다. 이것은, 지방세포나 골격근에서 인슐린 작용 부족에 따라 글리세롤이나 당원성 아미노산의 방출이 높아지고, 간으로 옮겨져 당신생이 증가하는 것이 한 요인되고 있다.

인슐린은 간의 당방출을 억제하는 작용이있으나, 2형 당뇨병 환자에서는 인슐린 저항성에 의해, 정상인과 같은 억제 효과를 얻기 위해서는 보다 많은 인슐린이 필요하다.

●섭식시 혈당 조절 이상

당뇨병 환자에서는, 인슐린 작용 부족 때문에 간에서 식사에 따라 문맥으로 유입된 포도당을 충분히 흡수할 수 없게 된다. 본래, 간에서 처리되지 않은 포도당은 골격근 등의 인슐린 감수성 기관에 받아들여져 대사하게 된다. 그러나, 여기에도 인슐린 작용 부족으로 포도당이 받아들여지기 어렵게 되어 있다. 따라서, 식후에는 공복시보다 더 고혈당이 되는 동시에 그 상태가 오래 계속된다.

지질 조절의 기전(그림 I－16)

정상인의 지질 대사조절

지방은 혈중에 단독 분자로 존재하지 않으미, 중성지방은 주로 킬로미크론과 초저밀도 지단백(VLDL), 콜레스테롤은 주로 저밀도 지단

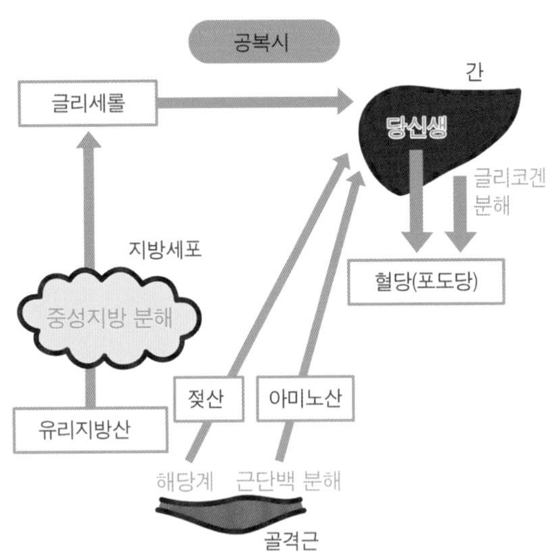

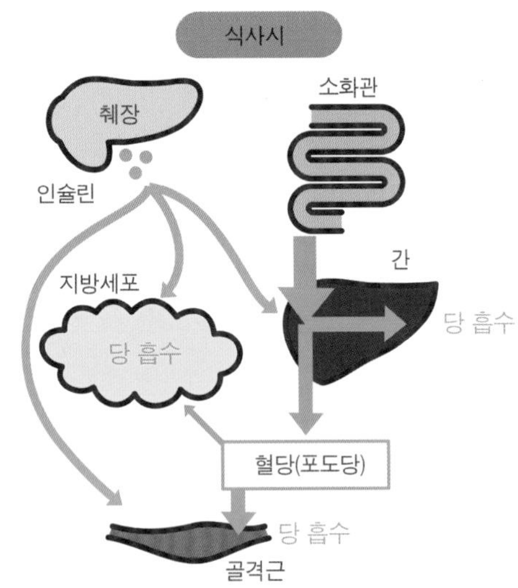

그림 I -14 정상인의 혈당 조절

백(LDL)과 고밀도 지단백(HDL)에 포함된 형태로 존재하고 있다. 킬로미크론(NOTE 1)이나 VLDL에 포함된 중성지방은, 지단백 리파제(LPL)에 의해 유리 지방산이나 글리세롤로 분해되며, 이 LPL 활성화에 인슐린이 관여한다. 중성지방이 분해된 VLDL와 킬로미크론은, 중간밀도 지단백(IDL, VLDL 렘난트)와 킬로미크론 렘난트로 변화되고, IDL은 다시 대사되어 LDL로 변화된다. HDL은 간이나 소장으로 생성되는 것과 동시에 VLDL이나 킬로미크론 대사에 의해서도 생성되므로 HDL 유지에는 인슐린의 기능도 중요하다.

당뇨병 환자의 지질대사이상

당뇨병 환자의 지질대사이상에는, 인슐린 분비 감소와 함께, 인슐린 감수성기관이나 지질대사 효소의 인슐린 저항성이 관여하고 있다.

●2형 당뇨병 환자의 경우

2형 당뇨병 환자에서는 지질이상증 동반 비율이 높으며, 주로 고중성지방혈증(diabetic lipemia)나 저HDL 콜레스테롤(HDL-C)(NOTE 2) 혈증이 특징적이다. 다량의 포도당이나 유리지방방산이 간에 유입하여 중성지방이 많은 VLDL 생성이 촉진되어 고중성지방혈증을 일으킨다. 또 LPL 활성이 저하되어 킬로미크론이나 VLDL 대사가 저하되어 HDL 생성 감소로 연결된다(저HDL-C혈증).

한편, VLDL 절대량이 증가하므로 결과적으로 LDL도 증가하여 고LDL콜레스테롤(LDL-C)(NOTE 2) 혈증을 일으킨다.

이 과정에서 생성된 렘난트는 신속히 대사되나, 인슐린 저항성이 있으면 대사가 늦어 고렘난트(NOTE 3)혈증을 나타낸다. 이런 지질대사이상에 의해 동맥경화 발생 위험이 증가하므로 당뇨병 환자에서는 혈당 조절뿐 아니라 혈청 지질 조절도 중요하다.

●무치료 · 조절 불량 1형 당뇨병의 경우

무치료 또는 조절 불량 1형 당뇨병에서는, 인슐린 결핍에 의해 LPL 활성이 현저히 저하되어

NOTE

▶1 킬로미크론
지단백의 하나. 장관에서 흡수된 식사로 섭취한 지방질을 운반하는 역할을 한다.

▶2 LDL-콜레스테롤(LDL-C)과 HDL-콜레스테롤(HDL-C)
LDL-C은 간의 콜레스테롤을 몸의 구석구석으로 옮기는데, 이것이 증가하면 동맥경화가 일어난다. 따라서 LDL-C는 나쁜 콜레스테롤이라고도 부른다. 한편 HDL-C은 LDL-C과 반대로 작용하므로 좋은 콜레스테롤이라고도 부른다.

▶3 렘난트
VLDL 또는 킬로미크론이 지방조직이나 근조직의 LPL에 의해서 분해된 후에 남은 잔유물 지단백질.

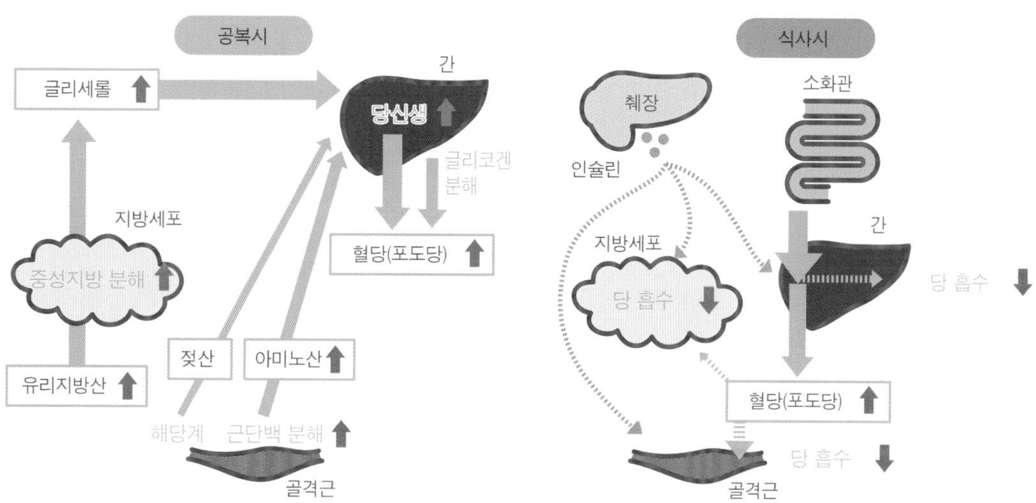

그림 I-15 **혈당조절 기전과 당뇨병 환자의 혈당이상**

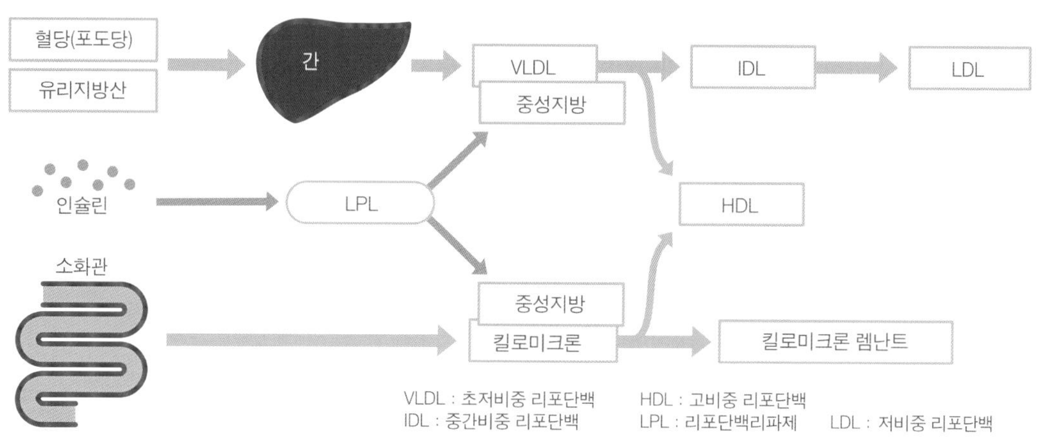

그림 I-16 **혈중 지질대사 조절**

있다. 따라서 중성지방이 많은 VLDL이나 킬로미크론이 증가해 현저한 고중성지방혈증이 된다.

이 상태에서는 급성 췌장염을 일으키기 쉽고, 당뇨병을 더 악화시키는 요인이나 된다. 그러나, 이런 지질 대사이상은 적절한 인슐린 치료에 의해 급속히 개선될 수 있다.

Ⅱ

혈당 조절을 위한 환자 돌보기

1 조절 지표와 검사

당뇨병 조절 목표는, 혈당을 가능하면 정상적으로 만들어 그것을 유지하는 것과 동시에 합병증 발생·진행을 막아 건강인과 같은 수준의 삶의 질을 유지해, 정상인과 같은 수명을 달성하는 것이다.

진단을 위한 검사

새로운 진단 기준 NOTE 1

당뇨병 진단 과정에 필요한 검사에 혈당과 HbA1c을 확인하는 혈액검사가 있어 이런 측정은 진단에 필수적이다. **그림 II-1**은 당뇨병 임상 진단의 흐름도(flow chart)이다. 여기서는 혈당이나 HbA1c의 역할을 해설한다.

● 진단을 위한 혈청치와 HbA1c의 기준

처음 검사에서 다음 어느쪽에 해당하면 '당뇨병형' 으로 판정한다. '당뇨병형' 항목 중 2개 이상이면 당뇨병으로 진단된다.

'당뇨병형'의 판정 기준

① 공복 혈당 > 126 mg/dL

① 75 g 경구 당부하 검사(75 g OGTT) 2시간 > 200 mg/dL

③ 수시 혈당 > 200 mg/dL

④ HbA1c > 6.5%

HbA1c만 반복 검사하여 진단하지는 않는다. 혈당과 HbA1c를 같이 채혈하여 당뇨병형을 보이면(①~③의 어느 쪽과 ④) 처음 검사여도 당뇨병으로 진단한다. 즉, HbA1c를 이용하면 당뇨병형 혈당(①~③의 어느 쪽이나)에서 당뇨병으로 진찰한다.

혈당과 HbA1c를 동시에 측정한 경우에, 과거의 혈당이 기준치를 넘어도, HbA1c가 6.1~6.4%인 사람은 다른 날 다시 혈당 재검사가 필요했으나 새로운 진단 기준으로 같은 날에 당뇨병으로 진단할 수 있게 되었다.

지금까지는 '혈당이 높다' 라고 말해도, 그 후 식사 요법이나 운동 요법으로 다음 검사에서 혈

NOTE

▶1 새로운 진단 기준
당뇨병이 의심되면 혈당과 동시에 HbA1c를 측정한다. 혈당과 HbA1c가 당뇨병형이면 1회 검사에서도 당뇨병으로 진단한다.

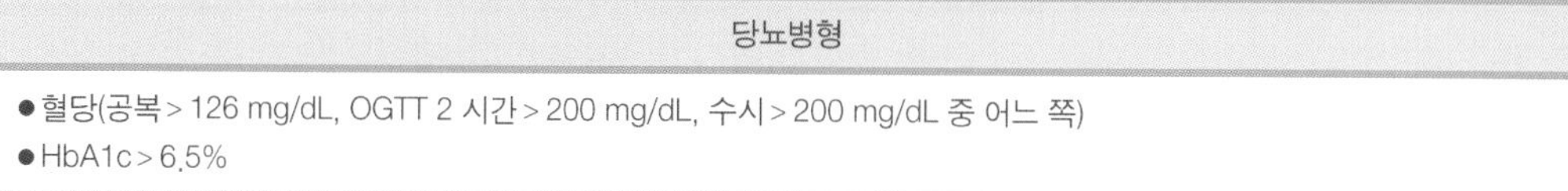

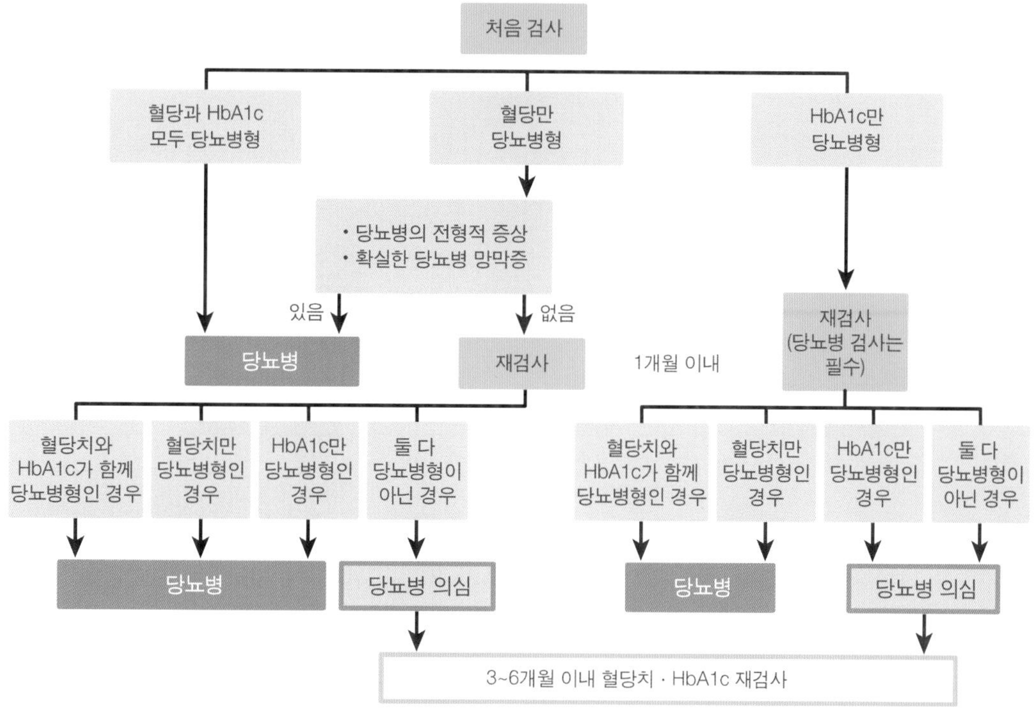

주 1) 당뇨병이 의심되면 혈당과 동시에 HbA1c를 측정한다. 혈당과 HbA1c가 당뇨병형을 나타내면 처음 검사만으로 당뇨병으로 진단한다.

그림 II-1 당뇨병 임상 진단의 흐름도 문헌1)

당이 기준치 이하로 개선되면 당뇨병으로 진단되지 않는 경우도 있다. 그러나 진단 기준 개정으로 이런 사람도 처음 한 번의 검사로 신속히 당뇨병으로 진단하여 조기 중재가 가능해졌다.

75 g 경구 당부하 검사(75g OGTT)

무수 포도당 75 g를 물에 녹여 섭취하고 혈당 변화를 조사하는 검사이다. 공복 혈당이나 수시 혈당 또는 HbA1c 측정으로 판정이 확정되지 않을 때, 당뇨병 여부를 정확히 판단하는 가장 예민한 검사법이다. **표 II-1**과 같은 경우 75 g OGTT가 권고된다.

표 II-1 75 g OGTT가 권고되는 경우

강한 권고 (당뇨병 의심을 부정할 수 없는 경우)	• 공복 혈당 110~125 mg/dL • 수시 혈당 140~199 mg/dL • HbA1c 5.6~6.0% (명확한 당뇨병 증상이 있는 경우를 제외)
시행이 바람직한 경우 (당뇨병 발생 위험이 높은 경우*)	• 공복 혈당 100~109 mg/dL • HbA1c 5.2~5.5% • 당뇨병 가족력이나 비만이 있는 경우

*고혈압, 지방이상증, 비만 등 동맥경화 위험이 높은 경우에도 시행

문헌1)

표 II-2 임신 당뇨병 진단 기준

75g 경구 포도당 부하시험에서 아래의 사항에 해당되는 경우
• 공복시 혈당치≧92 mg/dL • 1 시간치≧180 mg/dL • 2 시간치≧153 mg/dL

문헌1)

75 g OGTT 순서

① 전날 밤 9시 이후 금식하고 아침 공복으로 내원한다.

② 공복에서 채혈하여 혈당 측정(부하 전 혈당)한다.

③ 포도당 75 g을 녹인 물을 마신다(당부하).

④ 당부하 후, 30분, 1시간, 2시간에 채혈하여 혈당 측정한다.

⑤ 진단 기준에 따라, 당대사 상태를 정상형, 경계형, 당뇨병형으로 판정한다. NOTE 2

75 g OGTT를 시행하여 정확하게 판정하려면 다음 조건을 지키는 것이 중요하다.

75 g OGTT 조건

- 실시 전 당질 150 g 이상이 포함된 음식을 3일 이상 섭취한다.
- 전날부터 실시까지의 공복 시간은 10~14시간으로 한다.
- 포도당 75 g을 녹인 250~350 mL 용액을 5분에 걸쳐 마신다.
- 검사 시작 시간은 포도당 75 g 용액을 마시기 시작한 시간으로 한다.
- 검사 종료까지 물 이외의 섭취는 금지하고 안정을 유지하게 한다.
- 검사 중 금연한다.

75 g OGTT 시행시에 혈중 인슐린을 동시에 측정하여 인슐린 분비 기능을 평가하는 것도 중요하다. 적어도 부하 전과 30 분에 혈중 인슐린을 측정하여 인슐린 분비 지수를 확인하는 것이 중요하다.

인슐린 분비 지수 =

$$\frac{\text{혈중 인슐린(30분치-0분치)(μU/mL)}}{\text{혈당(30분치-0분치)(mg/dL)}}$$

NOTE

▶2 당대사 상태의 구분

공복 혈당(정맥 혈당)과 당부하 후 2시간 혈당(정맥 혈당)에 의해 다음과 같이 구분된다.

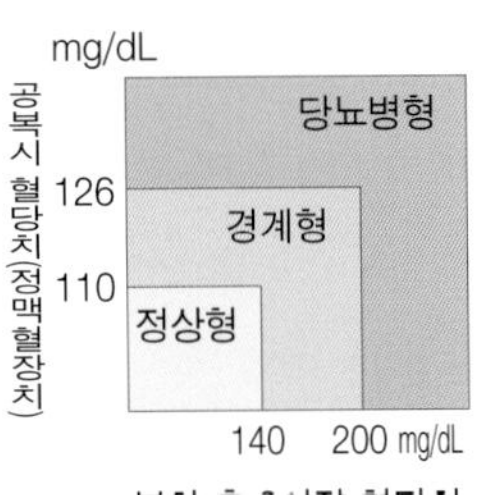

공복시 혈당 (mg/dL)
우수 80~110미만
좋음 110~130미만
약간불량 130~160미만
불량 160이상
식후 2시간 혈당 (mg/dL)
우수 80~140미만
좋음 140~180미만
약간불량 180~220미만
불량 220이상
HbA1c
우수 5.8 %미만
좋음 5.8~6.5 %
약간불량 6.6~7.9 %
불량 8.0 %이상

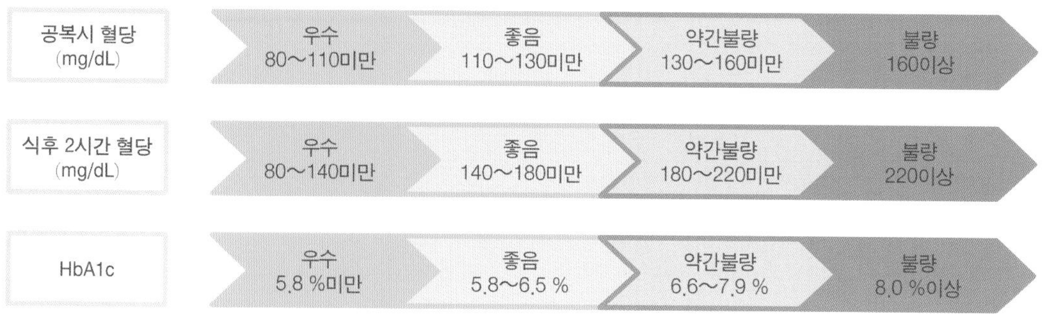

그림 Ⅱ-2 **혈당 조절 지표와 평가** 문헌1)

인슐린 분비 지수가 0.4 미만인 경계형에서는 당뇨병 발생 위험이 높다. 임신 당뇨병 진단에도, OGTT가 이용되고 있다. 즉 임신 당뇨병은 75 g OGTT로 **표 Ⅱ-2**에 해당되면 진단된다.

조절을 위한 검사

당뇨병 조절 상태를 파악·관리하기 위해 여러가지 지표가 사용되고 있다. 여기서는 혈액검사와 소변 검사를 이용한 조절 지표를 설명한다. 각각의 지표는 특징이 있어, 병태나 조건에 따라 낮거나 높은 값을 나타낸다.

혈당

혈당은 측정의 간편성, 신뢰성, 경제성이 뛰어나 당뇨병 관리에 가장 중요시되는 지표이다. 보통, 혈당은 비교적 좁은 범위에서 변동되나, 당뇨병 환자에서는 변동 폭이 커서 어떤 상황에서 채혈했는지가 중요하다. 같은 조건에서 채혈한다는 이유로 공복 혈당치가 중요시되어 왔으나, 심혈관 합병증 발생과 관계가 있는 식후 혈당은 식후 1시간 또는 2시간의 다양한 시간에 측정할 수가 있다. 일본당뇨병학회가 제시한 혈당 조절 목표에는, 공복 혈당과 식후 2시간 측정으로 되어 있다(**그림 Ⅱ-2**).

HbA1c

적혈구 속의 헤모글로빈 분자는 α와 β의 2종류 글로빈 사슬을 2쌍 가지고 있다. 이 β 쇄사슬 N 말단의 발린이라는 아미노산에 포도당이 비효소적으로 결합한 것을 HbA1c(당화혈색소)라고 한다. HbA1c 값은 지난 2~3개월간의 평균 혈당을 반영한다.

일본 당뇨병학회가 제시한 정상 HbA1c의 기준 범위는 4.3-5.8%이며, 혈당 조절 목표에 HbA1c가 포함되어 있다(**그림 Ⅱ-2**). 미세혈관 합병증 발생 예방이나 진행 억제에는 '우수' 또는 '좋음' 수준을 목표로 하도록 추천하고 있다.

●측정치에 이상이 있는 경우

실제 혈당 조절 상태에 비해 HbA1c가 조금 높은 경우에는, 이상 헤모글로빈증, 요독증, 알코올 과음, 아스피린 복용 등을 생각한다.

예상보다 낮은 경우에는, 용혈성 빈혈, 간경변 등의 간질환, 투석, 대출혈, 수혈, 만성 말라리아, 이상 헤모글로빈증, 치료 중인 빈혈 등에 더해 임신 당뇨병이나 전격성 1형 당뇨병 발생으로 단기

당뇨병 조절은 다양한 지표를 조합하여 생각할 필요가 있다.

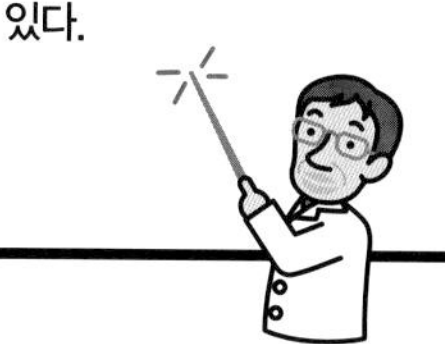

간에 급격히 혈당 조절상태가 악화된 경우를 생각한다.

글리코알부민(GA)

GA는 포도당이 알부민과 결합한 안정된 물질로, 혈당에 비례해 증가한다. 알부민의 혈중 반감기는 약 17일이기 때문에 GA는 측정시부터 지난 1~2주의 혈당 조절 상태를 나타낸다. 당화 정도는 알부민 전체에 대한 비율로 나타내며 기준치는 13~20%이다. 특히 임산부의 당뇨병 조절 평가에 유용하다.

●측정치에 이상이 있는 경우

실제 조절 상태보다 높으면, 진행된 간경변, 갑상선 기능저하증 등을 생각한다. 한편, 신증후군, 갑상선 기능항진증 등에서는 실제 조절 상태보다 낮아진다.

1,5-안히드로글루시톨(1,5-AG)

포도당과 유사한 구조의 단당류이다. 혈당 조절 상태가 악화되면 요당 증가와 함께 소변으로 배설이 증가하여 혈중 1, 5-AG는 저하된다. 혈당 조절 상태가 개선되면 신속히 혈중 수준이 상승되므로 지난 며칠간이라는 단기간의 혈당 조절 상태 지표로 유용하다.

1,5-AG의 변화율은, HbA1c의 변화율 보다 4~10배로 변동폭이 큰 것으로 알려졌다. 1,5-AG의 혈중 농도와 혈당 조절 상태의 관련은 표 1-3과 같다.

●측정치에 이상이 있는 경우

실제 조절 상태보다 높은 경우는 인삼양영탕이나 가미귀패탕 등 일부 한약 복용 중인 경우이다.

한편, 실제 조절 상태보다 낮은 값이 되면 신성 빈뇨, 임신 후기, 진행된 신부전, 중심 정맥영양 등의 섭식 불량시나 아카보스 복용, 일부의 피브레이트제 복용 등이다.

요당

일반적으로, 혈당이 약 160~180 mg/dL을 넘으면 소변으로 당이 배설된다. 그러나, 이것은 개인차가 있어, 혈당이 높아도 요당이 음성인 경우나, 반대로 혈당이 낮아도 요당이 양성이 되는(신성 요당) 경우가 있다. 따라서, 소변에 당이 나오지 않는 경우에 혈당이 높거나 낮은지 구별할 수 없다.

혈당 자가 측정이 보급되어 현재 혈당 조절 상태 기준으로 이용되지 않고 있다.

표 II-3 1,5-AG의 혈중 농도와 혈당 조절 상태 판단 기준

1,5-AG (μg/mL)	혈당 조절 상태
14.0 이상	정상(일중 혈당이 거의 160 mg/dL 이하)
10.0~13.9	아주 좋음(일중 혈당이 거의 200 mg/dL 이하)
6.0~9.9	좋음(일중 혈당 200~300 mg/dL)
2.0~5.9	불량
1.9 이하	매우 불량

문헌2)

프록토사민

프록토사민은, 알부민이나 기타 혈청단백의 아미노기에 포도당이 비효소적으로 결합된 당화단백이다. 혈청 단백의 반감기는 약 2주간이므, 이 기간에 폭로된 혈당에 비례하여 프록토사민이 증가하므로 지난 2~3주의 혈당 평균치를 잘 반영한다. 따라서 HbA1c에 비해 보다 단기간의 혈당 조절 상태의 지표로 유용하다.

●측정치에 이상이 있는 경우

실제 조절 상태보다 높아지는 경우는 혈당 조절 상태가 급속히 개선된 경우, 고빌리루빈혈증, 갑상선 기능저하증 등이다.

당뇨병이 급속히 발병한 경우, 혈당 조절상태가 급속히 악화된 경우, 신증후군, 저단백혈증, 저알부민혈증, 갑상선 기능항진증, 임신 후기 등에서는, 실제 조절 상태보다 낮아진다.

Column HbA1c 국제 표준화

HbA1c는 당뇨병 조절 상태를 알기 위한 지표로 세계 각국에서 이용되고 있다. 그러나 측정법이 통일되지 않아 일본에서는 일본 당뇨병학회가 정한 독자적인 값을 이용하고 있다. 이것이 JDS(Japan Diabetes Society) 값이다. 그러나 국제기준화가 진행되어, 현재는 NGSP(National Glycohemoglobin Standardization Program) 값이 일반적이 되어, 일본에서도 2010년부터 이 값을 이용하게 되었다. NGSP치는 종래의 JDS 값보다 0.4% 높아 JDS 측정치에 0.4%를 더해 국제 표준치로 이용하고 있다.

<문헌>
1) 일본 당뇨병학회: 당뇨가이드. 문광당. 2010
2) 토미나가 마코토: 1,5-안히드로글루시톨. 일본의사회편 최신 임상 검사의 ABC. 의학 서원. 2007. p279

2 혈당 자가 측정을 이용한 환자 돌보기

혈당 자가 측정(SMBG)은,
1. 치료 동기부여
2. 치료 방법의 피드백
3. 고혈당·저혈당에 대한 신속한 대처
등의 장점이 있다.

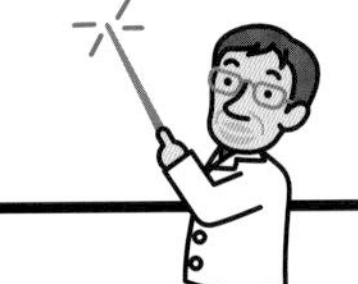

혈당 자가 측정(SMBG)이란

당뇨병 환자의 혈당은 식후를 중심으로 항상 변화한다. 의료기기의 발전으로 환자도 간단히 혈당을 측정할 수 있게 되어, 환자 자신이 혈당 변화를 파악할 수 있게 되었다. 이 행위를 혈당 측정(self monitoring of blood glucose, SMBG)이라고 부른다.

● **일본의 보험 적응**

일본에서 SMBG 비용은, 인슐린 주사 또는 GLP-1 유사체 주사에 의해 치료 중인 당뇨병 환자에서 보험이 적응된다. **표 II-4**는 당뇨병 병형과 보험에서 정하는 1개월간 당 측정 횟수와 그에 대한 보험 점수이다.

혈당 자가 측정을 실시하는 시간대

● **식후 고혈당을 파악 한다**

과거 외래 진료에서 혈당 측정은 공복시에 시행하고 있었다. 공복시의 SMBG는 야간의 혈당 조절을 담당하는 인슐린 효과를 판정하기에 적절한 지표가 되었다.

그러나, 최근에는 외래의 혈당 측정도 식후에 측정되게 되었다. 그 이유는 많은 연구에 의해, 식후 고혈당이 심근경색이나 뇌경색 등의 동맥경화와 관련된 질환과 깊은 관계가 있는 것이 밝혀졌기 때문이다. 이런 보고에 따라 국제당뇨병연맹(International Diabetes Federation, IDF)는 2007년 9월 식후 고혈당 가이드라인을 발표해, 당뇨병 환자에서 '식후 2시간 혈당 140 mg/dL 미만'을 목표치로 제시했다.

표 II-4 SMBG 측정 회수와 일본의 보험 점수(혈당 자가 측정기 가산)

● 자가주사 당뇨병 환자	
월 20회 이상 측정	400점
월 40회 이상 측정	580점
월 60회 이상 측정	860점
● 1형 당뇨병 환자	
월 80회 이상 측정	1,140점
월 100회 이상 측정	1, 320점
월 120회 이상 측정	1, 500점

● **혈당 상승 피크를 찾는다**

여기서 주의해야 하는 것은 HbA1c가 정상에 가깝다고 해도 식후 고혈당이 없다고 단언할 수 없다는 것이다. HbA1c치는 어디까지나 과거 수 개월의 혈당 조절의 지표이며, 식후 고혈당과 같은 단시간에 일어나는 혈당 변화 파악에 적합하지 않다는 것도 지적되고 있다.

그러면 이 식후고혈당을 어떻게 파악하면 좋을까? 추천되는 방법은 식후 1~2시간 정도에 SMBG를 반복하여 식후 혈당 상승이 피크에 도달하는 시간을 환자 자신이 찾아내게 하는 것이다. 이 피크에 도달한 시간을 알면, 공복시 및 식후 혈당 상승 최고치를 알아 측정 타이밍을 결정할 수 있다. 이것은, 병형(1형, 2형, 임신 당뇨병)을 불문하고, 모든 혈당 자가 측정을 실시하는 사람에게 해당되는 방법이다.

측정 순서

SMBG에 필요한 기기는 **표 II-5**와 같으며, 실제 순서의 한가지 예시를 **그림 II-3**에 정리했다. 순서는 혈당 측정기의 종류에 따라 다르다. 각각의 취급 설명서를 확인한다.

표 II-5 **혈당 자가 측정(SMBG)에 필요한 기기**

- 혈당 자가측정기
- 혈당자가 측정기용 센서
- 혈당자가 측정용 천자기
- 혈당자가 측정용 천자기용 바늘
- 소독용 알코올 솜
- 혈당 자가 측정 기록 노트
- 의료 폐기물용 용기(빈 페트병 등)

혈당 자가 측정 도입시의 주의점

당뇨병 환자의 혈당 조절에 매우 유용하다고 생각되는 SMBG이지만 도입에 몇 가지 주의점이 있다.

● **도입 시기의 예상**

우선, 인슐린 주사를 수용하지 않은 환자에게 SMBG도 받아들이기 어려울 것이다. 측정 도입 타이밍의 판별이 중요하다.

● **교육 내용과 교육 회수 결정**

의료 종사자에게는 간단한 수기이나, 환자에 따라서는 꽤 난해한 수기가 되는 경우도 있다. 개개 환자의 수준에 맞추어 적절한 혈당 자가 측정 요령을 교육하지 않으면 몇 번을 측정해도 한 번도 측정 값을 얻지 못하는 일도 일어날 수 있다.

● **신경질적인 환자 돌보기**

혈당 변동에 대해 매우 신경질적인 사람에게 도입할 때도 주의가 필요하다. 우연히 측정한 혈당이 높으면 곧바로 추가 인슐린을 주사해 혈당이 저하할 때까지 수십 분 간격으로 측정을 반복하는 사람이 있다. 이런 경우 SMBG는 오히려 스트레스를 유발하여 필요 없이 인슐린을 추가 주사함으로써 저혈당을 일으킬 수 있다. 교육 담당자를 결정하고, 환자와 SMBG의 횟수, 한계를 잘 이야기 해, 서로 충분히 이해한 후 본래 목적(혈당 조절을 양호한 상태로 개선한다)을 달성하게 한다.

HbA1c는 식후 고혈당 유무를 알 수 없다!

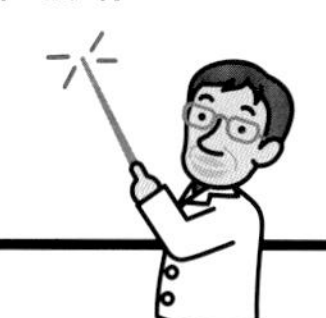

혈당 자가 측정이 가능한 환자
1. 당뇨병에 대한 충분한 이해가 있다.
2. 자가 측정에 의욕적이다.
3. 신경질적이지 않다.
4. 의료인과 충분한 신뢰 관계가 있다.

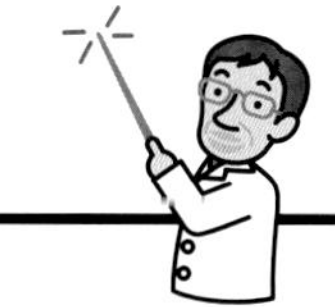

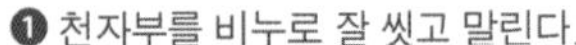

❶ 천자부를 비누로 잘 씻고 말린다.
❷ 천자부를 포함한 손가락을 잘 맛사지 하여, 천자부의 혈류를 증가시킨다.

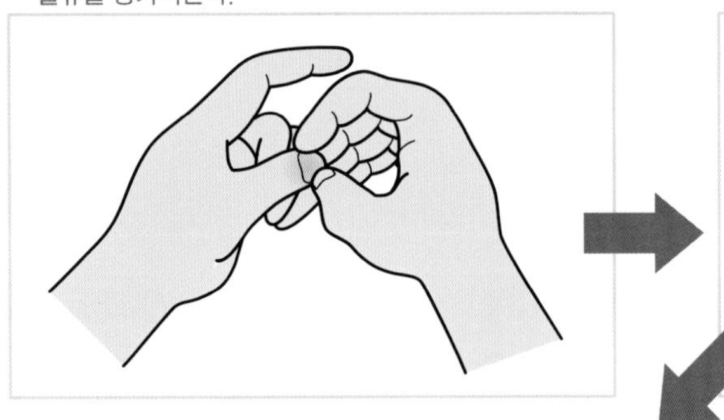

❸ 다이얼로 천자 깊이를 조정하고 천자기에 바늘을 세트한다.

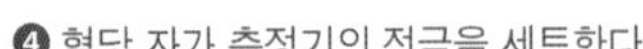

❹ 혈당 자가 측정기의 전극을 세트한다.

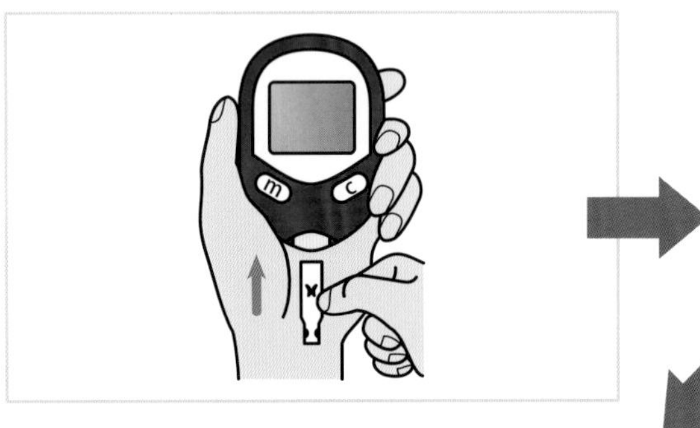

❺ 천자부를 알코올 솜으로 소독하고, 천자침 케이스의 앞 끝을 천자 부위 대고 천자 버튼을 누른다.

❻ 필요에 따라 천자부 주변을 압박해 적당량의 혈액을 채취한다.(쌀알 반 정도 크기의 핏방울을 만든다는 감각으로)

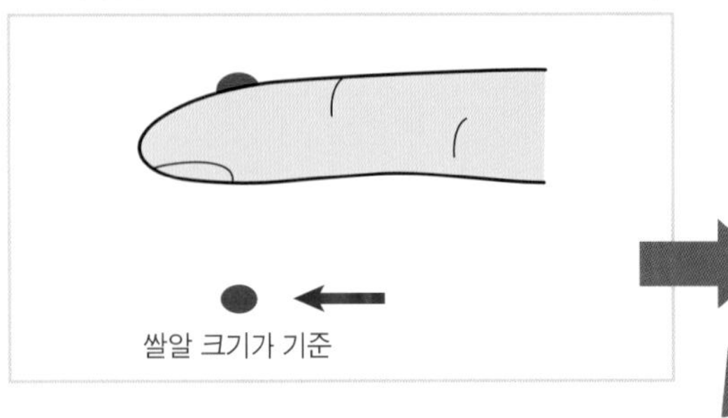

❼ 혈당 자가 측정기에 세트 한 전극 한쪽에 혈액을 흡인시킨다.

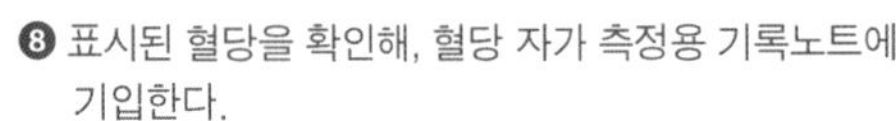

❽ 표시된 혈당을 확인해, 혈당 자가 측정용 기록노트에 기입한다.

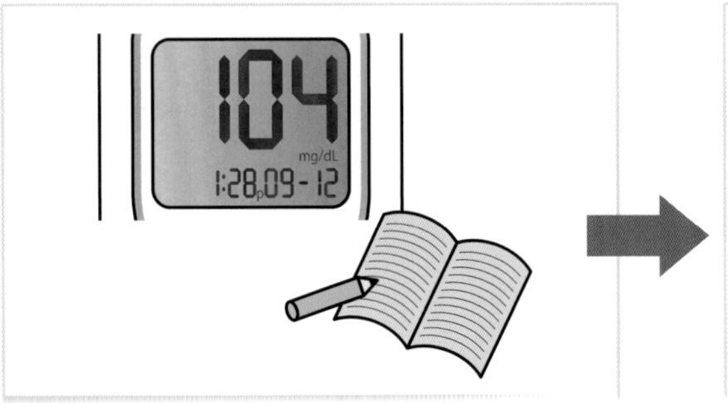

❾ 사용한 천자용 바늘, 센서를 처리한다.

그림Ⅱ-3 혈당 자가 측정(SMBG)의 실제 순서

Column 지속 혈당 모니터 (CGM)

당뇨병 환자에서 혈당은 항상 변화하고 있다. 이렇게 동요하는 혈당을 파악하는 수단으로 사용되는 것은 SMBG이다. 그러나, 혈당 변동이 크면 혈당을 연속해 측정하지 않는 한 1일의 혈당 변동의 실태를 파악 할 수 없다(**그림 C**). 최근, 혈당을 연속적으로 모니터할 수 있는, 지속 혈당 모니터(Continuous Glucose Monitoring, CGM)가 등장했다. 현재 사용 가능한 기기는 메드트로닉스사의 제품(**그림 D**)이다.

CGM 기기가 실제로 측정하는 것은 간질액의 당농도이며, 정확한 혈당은 아니다. 따라서 CGM 기기에 SMBG 측정치를 입력하는 것에 의한 보정으로 혈당에 가까운 값을 나타내 보인다.

CGM의 장점은 자세한 혈당 변동의 실태를, 환자 자신과 의료인 양자가 파악할 수 있다는 것이다. 따라서, 보다 적절한 치료법을 선택할 수 있다. 또한 치료법 변경의 효과도 알 수 있으므로, 치료에 대한 환자의 동기 부여에도 연결된다. 향후, CGM가 더욱 보급되기를 바란다.

그림 C **1일 4회 혈당 자가 측정(SMBG)치와 지속 혈당 모니터(CGM) 결과**

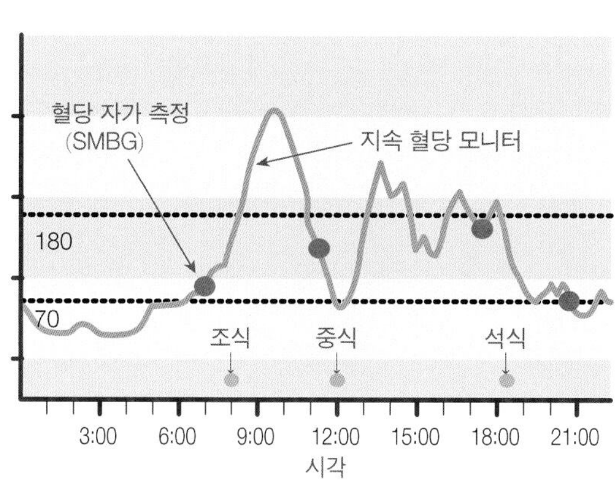

그림 D **메드트로닉스 CGMS-Gold**

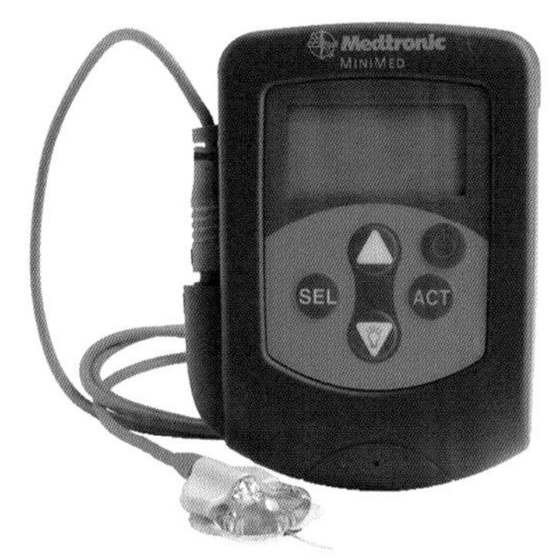

3

식사 요법으로 돌보기

식사 요법은 당뇨병 치료의 기본이기에, 뛰어난 약물 치료도 식사 요법을 소홀히 하면 효과가 나타나지 않는다. 당뇨병 환자도 식사 요법의 중요성을 잘 인식해 관심이 높지만, 매일 실천하기 어려우므로, 영양사는 물론 모든 의료인의 적절한 권고가 필요하다.

식사 요법은 왜 필요한가? 왜 어려운가?

식사와 혈당

혈당(혈중 포도당 농도)은 식사 전후에 변동된다(**그림 II–4**). 이것은 음식으로 섭취한 당질 등의 영양소가 위장관에서 소화·흡수되어 일어난다. 당뇨병이 아닌 사람은 혈당이 상승하기 시작하면 인슐린이 필요한 만큼 분비되어 포도당이 간이나 골격근으로 들어 가므로 혈당이 크게 올라가지 않는다.

그러나, 당뇨병에서는 인슐린 효과가 부족하여 당질의 과잉 섭취는 식후 즉시 혈당을 올리고 그 후에도 오랫동안 혈당이 올라가게 한다. 또한 다음 식사 전까지 고혈당이 계속되면, 식후에 간으로 당 유입이 저하된다. 따라서 당뇨병에서는 식사량, 특히 당질 섭취량이 과잉되지 않는 식사 요법이 필요하다.

또 식사 내용뿐 아니라, 식사와 식사 간격을 길게 하여, 다음 식전의 혈당을 충분히 내리기 위해 간식을 금지하는 것이 매우 중요하다.

이와 같이 식사에 관해 그 양이나 식품 구성,[NOTE 1] 먹는 시간 등 다양한 면을 돌보아 줄 필요가 있다.

당뇨병 식사 요법의 목표

당뇨병에서는, 비만, 고혈압, 신장 장애, 이상지혈증(고지혈증), 심혈관질환 등 많은 질환이 동반된다. 당뇨병에서 식사 요법은 혈당 조절에 불가결할 뿐 아니라, 두려운 당뇨병 합병증, 나아가서는 뇌졸중이나 심혈관 질환, 암의 예방에도 공통되는 것이다.

식습관을 바꾸는 행동 변용

오랜 세월의 식습관이나 기호를 바꾸는 것은 매우 어려운 일이다. 또 먹는 것은 행복감이나 안심, 만족감과도 연결되므로 식사 제한은 쉽지 않다. 환자의 '의지'를 어떻게 살려 행동 변화를 일으킬지가 의료인의 역량이다.

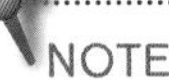
NOTE

▶1 혈당의 상승을 늦추는 식품

식이 섬유가 많이 포함된 음식 등, 소화 흡수에 시간이 필요한 식품은 혈당의 상승을 완만하게 한다.

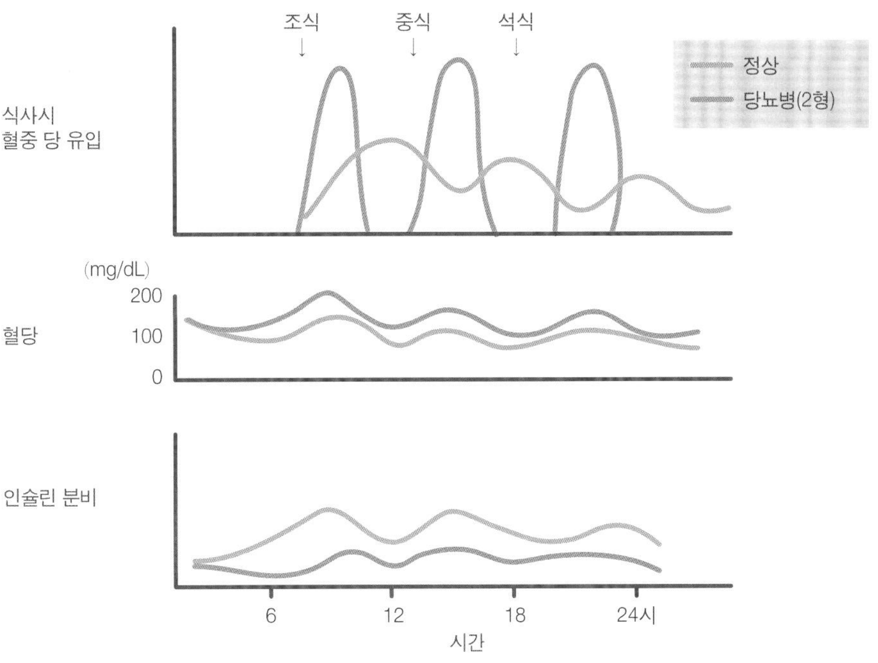

그림 II-4 식사에 의한 혈당과 인슐린 분비의 변화 문헌1)

다음에 설명할 식품교환표를 이용한 판에 박은 듯한 식사 교육은, 환자에 따라서는 이해하기 어렵거나, 귀찮게 생각되기도 한다. 한 번에 모두를 바꾸는 것이 아니라, 현재 가장 문제되는 수정하여 충분히 실행할 수 있는 것을 찾아내 조금씩 교정해 나가는 등, 계속할 수 있는 치료를 목표로 한다.

또 식사 요법에는 함께 식사하는 가족의 기호, 식사 시간 등 가족 관계가 크게 영향을 준다. 가족의 협력을 얻는 것도 필요하며 가족 모두에 대한 교육이 필요하다.

스스로 식사를 준비하기 어려운 혼자 사는 사람이 많아지고 있는데 이들은 외식이 많고, 식사가 불규칙하게 되기 쉬우며, 자제하기 어렵다는 문제가 있다.

식사 요법의 기본

에너지량 계산법

당뇨병에서 1일 활동에 필요한 에너지를 과부족 없이 섭취하는 것이 중요하다. 실제, 영양소 배분의 기본을 생각해 보자(**그림 II-5**).

우선, 표준 체중을 계산한다. 예를 들어 신장 165 cm라면,

표준 체중 = 1.65 × 1.65 × 22 = 60 kg

이 된다. 앞으로 이 체중을 예로 설명한다.

다음에, 신체 활동 정도에 의해, 체중 당 필요한 에너지량을 결정한다. 신체 활동 수준이 낮은 사무직이나 가사 일에서는 25~30 kcal/kg, 보통 수준으로 서서 하는 업무가 많은 생활에서는 30~35 kcal/kg, 육체 노동이 많은 직업 등이 높은 수준에서는 35~40 kcal/kg이다. 이 신체 활동

표준 체중(Kg) = BMI *22에 해당하는 체중

= 신장(m) × 신장(m) × 22

필요 에너지=표준 체중(kg) × 신체 활동량 기준치(kcal/kg)

*BMI (body mass index) : 체질량 지수

활동레벨	신체 활동량 목표치
낮음(사무직 또는 가사일)	25~30 kcal/kg
보통(서서 하는 일이 많은 생활)	30~35 kcal/kg
높음(힘 쓰는 일이 많은 직업 등)	35~40 kcal/kg

그림 II-5 표준 체중과 필요 에너지 산출

단백질 과잉 섭취는 신장에 부담이 되어 신장 장애 진행을 촉진시킬 가능성이 있다!

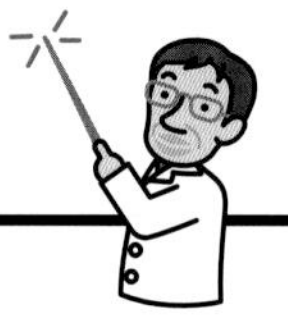

수준의 기준치를 표준 체중에 곱하여 총 에너지량을 구한다.

표준 체중이 60 kg이고 신체 활동 수준이 낮은 사람에서,

60 (kg) × 25~30 (kcal/kg)

= 1,500~1,800 kcal

가 1일 필요 에너지량이 된다.

그러나 비만에서는 활동 수준에 관계 없이 신체 활동량 기준치를 20~25 kcal로 해서 체중 감소를 목표로 한다. 비만이 아니어도 체중 감소가 필요한 경우에는 신체 활동량 기준치를 낮게 설정하고, 그 후 체중의 경과를 보아 증감한다.

영양소의 균형

총 에너지량이 정해지면, 다음에 영양소의 배분을 생각한다.

일반적으로, 3대 영양소 중 당질을 총 에너지의 50~65%로 한다. 단백질은 표준 체중 당 0.8~1.0 g 정도로 하고, 마지막으로 지방질을 결정한다. 혈청 지질 이상을 막아 동맥경화증을 억제하기 위해서는 총 에너지의 25% 정도가 바람직하다고 여겨지고 있다. 이런 원칙을 기초로, 앞의 예에서 표준체중 60 kg인 사람의 1일 약 1,600 kcal 식사의 영양소 배분을 생각하면, 단백질 60 g, 240kcal 되고, 지방질 400 kcal 미만이 적당량이라고 할 수 있다. 나머지 960 kcal (총 에너지의 60%)가 당질 섭취량이 된다. 이 영양소를 3끼 식사로 배분한다. 하루 2끼나 4끼에서도 1일 총량을 지키도록 한다.

식품교환표의 활용(**표 II-6**)

당뇨병학회에서 제시한 식품교환표는, 영양소 균형을 잡으면서 적정한 에너지량을 섭취하기 쉽도록 작성되어 있다.

이 표는 여러가지 식품이 6개 군으로 나누어져 있고, 각 식품의 1단위가 정해져 있다. 예를 들어, 쌀밥 70 g (작은 밥공기에 1/3)이 1단위이고 100 kcal이다. 이렇게 각 표에서 몇 단위를 취하여 배분한다. 20단위 1,600 kcal 식사의 경우 순서는 **표 II-6**와 같다. 만약 1일 지시 단위가 19 단위면 식품교환표의 1군에서 1단위 줄인다.

과일을 좋아하는 사람은 곡류군에서 1단위를 줄이고 과일군에서 1단위를 올리는 대응을 할 수 있다.

이런 방법으로 각 영양소가 부족하지 않으면서, 총 에너지량을 늘리지 않으며 균형있는 식사를 할 수 있도록 궁리한다.

표Ⅱ-6 일본의 식품교환표 예

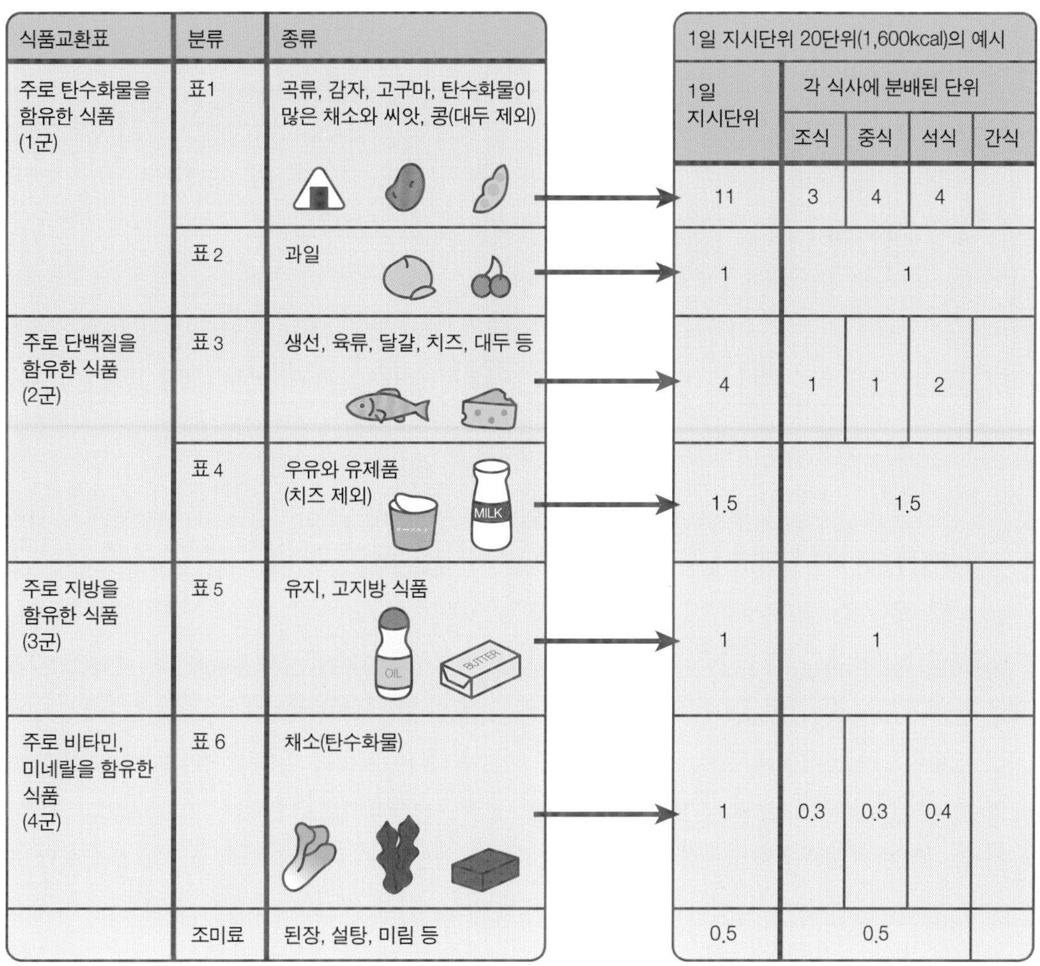

식품교환표	분류	종류	1일 지시단위 20단위(1,600kcal)의 예시				
			1일 지시단위	각 식사에 분배된 단위			
				조식	중식	석식	간식
주로 탄수화물을 함유한 식품 (1군)	표1	곡류, 감자, 고구마, 탄수화물이 많은 채소와 씨앗, 콩(대두 제외)	11	3	4	4	
	표2	과일	1	1			
주로 단백질을 함유한 식품 (2군)	표3	생선, 육류, 달걀, 치즈, 대두 등	4	1	1	2	
	표4	우유와 유제품 (치즈 제외)	1.5	1.5			
주로 지방을 함유한 식품 (3군)	표5	유지, 고지방 식품	1	1			
주로 비타민, 미네랄을 함유한 식품 (4군)	표6	채소(탄수화물)	1	0.3	0.3	0.4	
	조미료	된장, 설탕, 미림 등	0.5	0.5			

문헌2)

소금 섭취량은 6 g 미만

당뇨병에 동반되기 쉬운 신장 장애나 혈압 관리를 위해서는 소금 섭취량이 중요하다. 우리나라 사람의 평균 소금 섭취량은 약 12 g/일이지만, 6 g 미만을 목표로 한다. 소금(NaCl)은 식품분석 표시에는 '나트륨' 으로 표시되어 있다.

> 소금량(g)=소금량(mg) ÷ 1,000
> =[나트륨량(mg)x2.54] ÷ 1,000

누가 식사 교육을 담당할까?

환자의 식생활은 당뇨병 치료의 전체에 관련되므로, 당뇨병 치료 교육을 담당하는 모든 의료인이 적절한 식사 정보를 제공할 수 있어야 한다.

식사 시간이나 내용은, 복약 교육, 인슐린 교육, 운동 등 많은 치료와 관련이 있다. 영양사가 교육의 중심이 되어 자세하게 지도하지만 약사, 간호사도 식생활 정보를 얻어 그에 따른 정확한 권고가 필요하다. 또 얻은 정보를 다른 의료인과

공유하거나 문제점을 서로 논의하는 것도 필요하다. 의료인 사이에 교육 내용에 차이가 나지 않도록 충분히 주의한다.

식사 교육 후 진료시 지난번 교육 내용을 실행할 수 있었는지 확인하거나 저혈당 시의 식사를 포함한 상황 확인 등에 적극적으로 관여하여 치료를 도와주는 것이 중요하다.

여러가지 식사 요법

저GI식

같은 에너지(칼로리)의 당질 식품을 섭취해도, 식품에 따라 혈당 상승 반응이 다르다. 포도당 섭취시의 혈당 상승과 비교하여 수치화한 것이 당질 지수(glycemic index, GI)이다(**그림 II-6**).

소화 흡수에 시간이 걸리는 식품부터 먹기 시작하면 혈당이 서서히 올라간다.

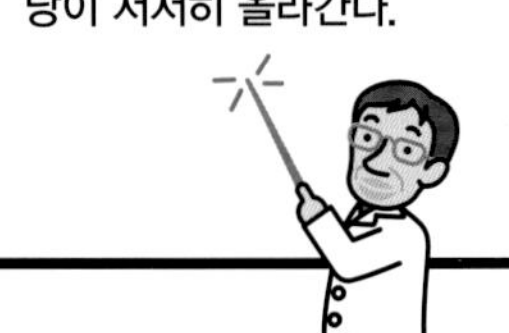

보통, GI치가 낮은 식품을 많이 섭취하면 식후 혈당이 크게 오르기 않는다. 그러나, 실제 식사에서는 굽거나 익히는 등의 조리를 하거나, 많은 식품을 동시에 섭취하기 때문에, 단품 섭취시 GI 차이가 당뇨병 관리에서 어떠한 효과를 보이는지는 명확하지 않다.

그렇지만, 이런 지식을 기초로 당뇨병 발생 예방 단계에서부터 당흡수가 빨라 식후 혈당이 오르기 쉬운 식품을 적게 섭취하고, 식이 섬유가 많아 식후 혈당이 오르기 어려운 식품을 많이 섭취하는 습관이 바람직하다.

카보카운트법(당질 계산법)

식품 성분 중에서 혈당을 가장 빨리 올리는 것은 당질(carbohyate)이다(**그림 II-7**). 따라서 식사 중의 당질량을 파악하여, 이에 따라 인슐린량을 조절하여 혈당 조절을 개선하는 방법을 '카보카운트' 라고 한다.

식사 중의 당질량을, 예를 들어 10 g를 1 카보라고 환산한다. 한편, 인슐린 치료에서 1 카보 당 몇 단위의 인슐린 주사에 의해 식후 혈당을 관리할 수 있을지를, 환자 자신의 경험으로부터 알아야 한다. 그리고, 식사에 포함된 카보량에 대한 인슐린 필요량을 산출한다.

이와 같이, 카보카운트법은 인슐린 치료가 필요한 1형 당뇨병에 사용할 수 있다. 2형 당뇨병에서도 이 방법을 이용하면 식사의 카보량이 너무 증가하지 않도록 조정하여, 식후 혈당을 안정화

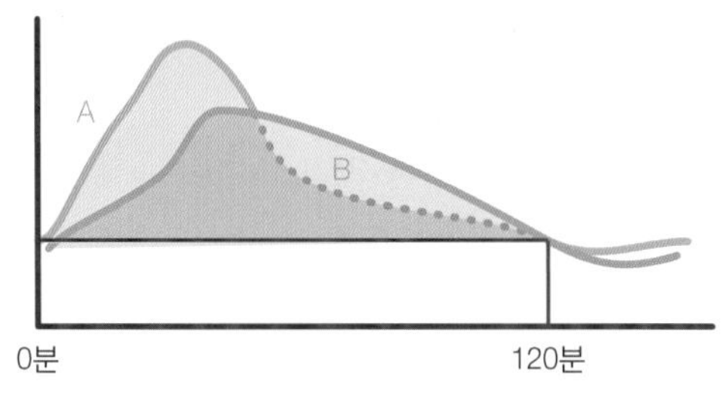

그림 II-6 **당질 지수(GI)**

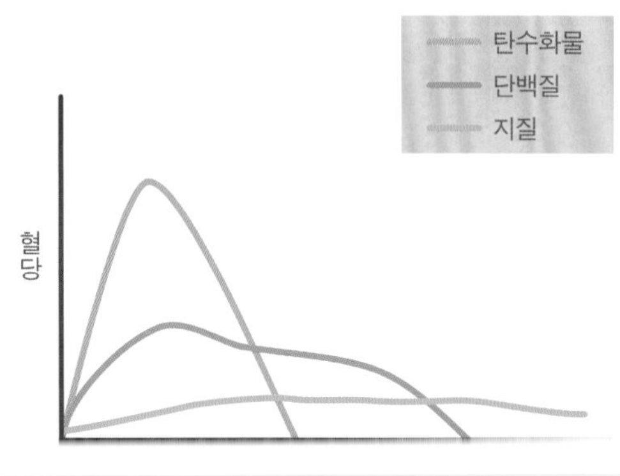

그림 II-7 **영양소에 따라 식후 혈당 상승의 차이**

시킬 수 있다.

1일 1,600 kcal의 식사 요법에서는 1일 당질량은 에너지의 약 60%이므로,

1일 당질량 = 1,600 kcal × 0.6 = 960 kcal

1식의 당질량 = 960 kcal ÷ 3 = 320 kcal

당질 1 g은 4 kcal이기 때문에,

1식 당질량의 중량 = 320 kcal ÷ 4 = 80 g이 된다.

목표 당질량이 되도록, 식품 성분표나 영양 성분 표시를 이용하여 식사로 섭취하는 각 식품의 양을 조절한다.

경관영양, 위루 조성 환자의 경우

경구 섭취가 곤란하여 위관 또는 위루를 통해 급식을 공급하는 환자가 증가하고 있다. 이런 경우 사용되는 급식 공급제는 반소화 상태로 기본적으로 흡수율이 높아, 혈당이 상승되기 쉽다. 때로 경관 급식 사용 전 당뇨병이 없던 환자에게, 그 후 당뇨병 발생을 알지 못한 상황에서 고혈당이 나타나는 경우도 있다.

이런 급식 공급제제의 대부분은 1 mL가 1 kcal가 되도록 조정되어 있으나, 종류에 따라 식후 혈당 상승 정도가 다르다. 따라서 당뇨병 환자에서 식후 혈당이 오르기 어려운 제제를 선택하며, 또 당뇨병이 없어도 가끔 식후 혈당을 측정하는 등의 주의가 필요하다.

자주 있는 질문과 착각

Q1 알코올은 적당량이라면 마셔도 괜찮은가?

알코올(에탄올)은 에너지원으로 약 7 kcal/g 이며, 1일 20 g 미만을 섭취하면 혈당 조절에 영향을 미치지 않는다고 알려져 있다. 그러나 술을 마시면, 식욕이 좋아지고, 자제심이 약해져 식사 요법이 흐트러지기 쉽다. 또 알코올 과잉 섭취는 고중성지방혈증, 고혈압, 비만 등의 관리에 불리한 요소이다. 당뇨병 뿐 아니라 신경병증이나 암 발생 예방에도 금주가 바람직하지만, 중단하기 어려운 것이 현실이다.

자제를 할 수 있는 환자에서는, 알코올을 매일 마시지 않으면 1 일 20~30 g까지 섭취하도록 교육한다(**표 II-7**). 알코올을 마시고 다음날 아침 혈당이 내려가 저혈당이 되는 경우도 있다. 특히 경구 혈당강하제 복용시 주의가 필요하다.

알코올의 '적당량'은 '취하지 않을 정도로 삼가는 양'이 아니다. 당질이 적은 소주나, 항산화 물질인 폴리페놀이 들어 있다는 적포도주도 양을 지키는 것이 중요하다. 또 술을 금지한다는 의미에서 "독주를 삼가합니다"라고 말하면, '소주'만을 생각하고 다른 주류는 제한하지 않는다고 오해하기도 하므로 주의하여 설명한다.

알코올은 간에서 글리코겐에 의한 당신생을 억제하여 혈당을 내린다.

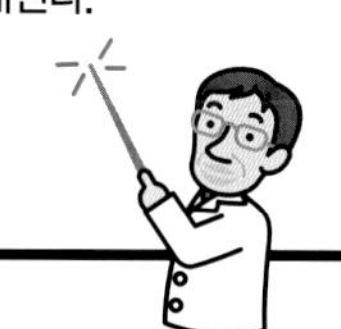

Q2 운동하면 더 먹어도 좋은가?

운동량의 증가는 에너지 소비 증가이므로, 에너지 섭취량(식사량)을 늘려도 좋다고 말할 수 있다. 그러나, 운동의 노력에 비해 에너지 소비량 증가는 크지 않다. 예를 들어 20분간 빠른 걸음으로 걸어도 약 80 kcal, 밥 50 g에 해당하는 정도다. 운동을 과대 평가하여 과식하지 않도록 주의한다.

표 II-7 **알코올 20 g의 해당하는 술의 양**

주류	양
맥주	540 mL
사케(일본주)	180 mL
와인	200 mL
소주	70 mL
위스키	60 mL

Q3 1일 2식도 좋은가?

아침 식사를 거르는 사람이 증가하고 있다. 인슐린이나 경구 혈당 강하제로 치료하는 경우에 공복 시간이 길면 저혈당 위험이 높아지므로 결식은 바람직하지 않다.

식사 요법만으로 치료하는 경우 1일 섭취량이 같다면 식사 횟수에 제한은 없다. 한 번에 섭취하는 식사량이 증가해도 식후 혈당이 오르지 않게 하기 위해서는 당질은 저GI 식품을 많이 섭취하도록 의식하는 것이 바람직하다.

Q4 건강식품을 먹어야 하는가?

각종 건강식품의 효과(NOTE 2)가 과다하게 선전되어 당뇨병 환자도 이용하는 사람이 많다고 생각된다. 더욱이 의료인에게 알리지 않고 섭취하는 경우도 있어, 이런 정보를 얻는 일이 중요하다.

비타민 C를 과량 섭취하면 요당 측정에서 음성이 되므로, 검사 결과 해석에 주의가 필요하다.

어떤 건강식품도 바람직한 식습관을 기초로 섭취해야 하며, 잘못된 식생활을 보충할 수는 없다. 또, 다량 섭취하여 당뇨병에서 혈당 관리나 합병증 예방·치료에 효과적이라고 알려진 특정 영양소는 없다. 비록 효과가 있다고해도 효과는 미미하며, 치료제를 대신할 수 없기 때문에, 치료하고 있는 약을 중지하지 않도록 교육하는 것이 중요하다.

Q5 스포츠 음료가 몸에 좋은가?

운동시, 또 뜨거운 여름의 탈수·열사병 예방에 스포츠 음료를 많이 마셔 혈당 조절이 나빠지는 사람이 많다. 대표적인 스포츠 음료 100 mL에는 당류가 4.5~6.7 g 들어 있다. '몸에 좋은' 음료라고 생각하여, 혈당을 올린다고 생각하지 않는 경우가 많기 때문에, 왜 수분을 섭취해야 하는지 구체적으로 음료에 대해 아는 것이 필요하다. 음료=칼로리 제로의 착각은 우유에서도 볼 수 있다.

Q6 외식은 어떻게 하면 좋은가?

식사 요법의 기본인, 총 에너지, 영양 균형, 식사 시간 등을 응용하여 외식 선택 방법을 배우도록 대응한다. 한끼의 영양 균형 과부족을 하루 동안에 교정하도록 한다. 또 외식에서도 '남기는 용기, 거절하는 용기' 를 가지고 적당량을 지키는 노력을 촉구한다.

Q7 식사량을 줄일 수 없다

쌀밥은 주식이라고 의식하여 열심히 제한하는 경우도 많다. 하지만, 반찬은 의식하지 않는 경우가 많다. 반찬은 다양한 재료와 조미료를 포함하여 칼로리 계산이 어려워 제대로 파악되지 않는 경우도 많다. 최근에는 동물성 식품이 많아 기름과 단백질이 과잉되는 경향이 있다. 또 채소와 함께 섭취하는 드레싱으로 칼로리가 많아지는 경우도 있다. 평상시부터 많이 섭취하는 반찬의 내용을 확인하는 것이 중요하다.

Q8 식품교환표가 어렵다

식사는 개인의 기호, 문화 습관, 사회적 조건 등에 크게 영향을 받는다. 당뇨병 환자라고 해도 혈당 관리만을 위해 살아가는 것은 아니기 때문에 이런 배경을 받아 들여 만족할 수 있는 식사 요법을 계속해야 한다.

식품교환표는, 앞에서 설명한대로 식사량의 과부족을 없애기 위한 하나의 방법이다. 또한 현재 식사 내용의 문제점을 수정하고, 눈에 띄는 식품이나 간식 행동 등을 제한하며, 식품 성분표를 이용하여 영양가를 계산해 메뉴를 작성한다는 방법도 있다.

NOTE

▶2 건강식품의 효과
당 흡수를 늦추어 식후 혈당 상승을 늦추는 효과가 있다고 주장하는 식이 섬유 제품이 있으나 식약청에서 안전성과 효과를 심사하여 건강 식품으로 허가한 제품은 없다. 이런 제품은 정상인이나 내당능 이상에서는 사용할 수 있으나 당뇨병 치료제가 아니며 효과도 없다. 다른 건강식품의 당뇨병에 대한 효과는 불분명하다.

당뇨병 식사 요법에 절대적 방법은 없다. 환자에게 알맞는 방법으로 교육하는 것이 중요하다.

Q9 경구 혈당 강하제나 인슐린 치료를 하고 있으니까 식사는 적당히 해도 좋은가?

식사 요법이 치료의 기본임을 반복해서 교육한다. 경구 혈당 강하제, 특히 인슐린 분비 자극 작용이 있는 설폰요소제나 속효성 인슐린분비 촉진제, 그리고 인슐린 치료에서는 식사량이나 식사 시간이 불규칙하게 되면, 복약 시각도 불규칙하게 되어, 저혈당이나 고혈당을 일으켜 불안정하고 불량한 조절이 된다.

Q10 저혈당에서 단 것을 먹어도 좋은가?

저혈당의 예방이나 치료를 위해 정시 식사 이외에 보충식을 할 수 있다. 인슐린 치료나 설폰요소제 등의 경구 혈당 강하제를 사용하는 환자에게 저혈당시에 포도당 5~10 g를 섭취해 대응하도록 교육하고 있으나, 다음 식사 시간까지 간격이 길면 포도당과 함께 소량의 비스킷, 우유, 치즈 등의 보충식이 필요하기도 한다.

Q11 당질 제로 식사가 좋은가?

당질을 극도로 섭취하지 않는 식사는 저GI식의 극단적 형태이며 식후 혈당 상승 방지에 유리할 수 있다. 그러나, 당질 부족에 의한 저혈당이나 피로감이 나타날 수 있고, 또 고지방, 고단백식이 되어 혈청 지질 상승, 케톤체 상승, 신장의 과잉 부하도 일으킨다. 이런 이유에서 장기적으로 실행할 수 있을지, 모든 환자에게 안전할지 등은 확실하지 않다.

<문헌>

1) 카와모리 류조: 당의 흐름과 그 이상. 카도와키효:당뇨병이 간다: 기초와 임상 니시무라서점, 2007

2) 일본 당뇨병 학회: 당뇨병의 식품 교환표 제 6판 문광당, 2006

4

운동 요법으로 돌보기

2형 당뇨병 환자 증가는 자동차 등록 대수 증가와 관련이 있다고 한다. 즉 생활의 편리함에 의한 운동부족이 원인이라는 생각이다. 2형 당뇨병 치료나 예방에 운동 요법과 식사 요법은 비약물 요법의 두 바퀴이다. 적당한 운동은 근육의 글리코겐을 소비하여 인슐린 저항성을 개선하고, 혈중 포도당이 근육으로 들어가 혈당이 내려간다. 또한 운동은 비만 예방이나 심폐 기능 향상, 스트레스 해소에도 도움이 된다. 그러나 운동 요법은 '양날의 칼' 이며, 단점과 장점을 이해하여 환자를 교육하는 것이 중요하다.

운동의 기초지식

신체 활동에서 산소 이용능

우리는 24시간 동안 항상 에너지를 소비하고 있으나, 운동 요법은 일상 생활이나 활동 등 안정 상태보다 많은 에너지를 소비하는 모든 움직임을 가리키는 '신체 활동' 을 기준으로 생각한다.

신체 활동에 필요한 산소는 사용하는 근육량에 따라 호흡에 의해 얻어지며, 폐에서 받아 심장의 펌프 기능에 의해 전신 근육에 운반된다. 산소 소비량의 증가는 근육에 흐르는 혈액에서 유입한 산소량의 증가나 말초 혈관의 확장, 심박출량의 증가, 폐 혈류나 환기량 증가에 의해 일어난다. 신체 활동 감소나 운동부족은 산소 소비량을 감소시키며, 이런 기능을 저하시킨다(**그림 II–8**).

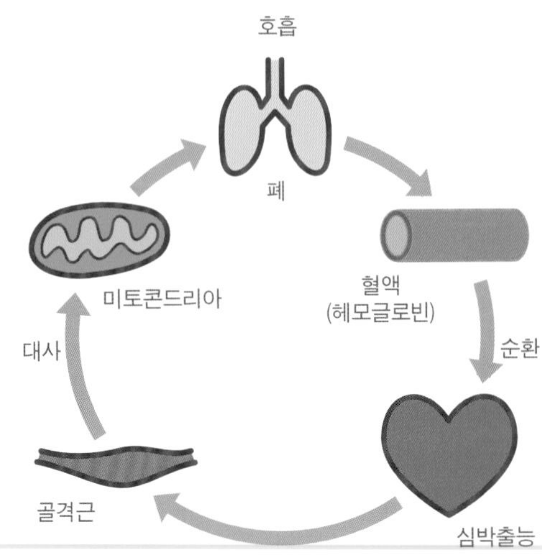

그림 II–8 산소 운반 능력

표Ⅱ-8 일상생활에서 신체 활동 기준과 목표

운동강도 (METs)		신체활동		1Ex해당 시간
		생활활동	운동	
저강도	0.9	수면		
	1	조용히 앉아있다		
	1.5	앉아서 하는 대화, 식사, 사무 작업, 목욕		
	2	서서 하는 가벼운 작업, 세탁, 집안 내 걷기, 요리, 샤워		30분
	2.5	편한 좌위 작업, 느린 산책(시속 3 km), 쇼핑	스트레칭	
중강도 이상	3	10 kg 정도의 물건을 천천히 옮기기, 좌위 낚시, 서서 아이 돌보기	보통으로 걷기(시속 4km), 자전거 에르고메터(50W), 발리볼, 사교 댄스(천천히)	20분
	3.5	약간 힘든 서서 하는 작업, 청소(자루걸레), 목수 일	골프(카트 사용), 체조	
	4	자전거 타기(시속 16km), 걸어 다니며 아이와 놀기, 엎드려 마루 닦기	승마, 약간 힘든 수중 보행, 적당한 도보(시속 5km), 탁구, 태극권, 수중체조	15분
	4.5	10 kg 정도의 물건을 빨리 옮기기, 정원의 풀 뽑기	배드민턴, 댄스, 일반적 골프	
	5	돌아다니며 아이와 놀기	야구, 조금 빠른 걸음(시속 6km)	12분
	5.5	토목 작업	자전거 에르고메터(100W), 사교 댄스(빠른)	
	6	가구 이동·운반	농구, 에어로빅, 10분 정도의 조깅(시속 6km), 즐기는 수영	10분

목표는 주 23 Ex의 활발한 신체 활동(운동, 생활 활동). 그 중 4 Ex는 활발한 운동으로!

신체 활동의 지표

● 최대 산소 섭취량

일상생활에서 신체 활동을 서서히 강하게 해 나가면 산소 필요량에 따라 자연스럽게 호흡이 빨라져 많은 산소가 체내에 흡수된다. 그러나, 신체 활동 강도가 어느 수준 이상에 이르면, 산소 섭취량이 증가하지 않게 된다. 이때의 산소섭취량을, 최대 산소 섭취량이라고 부른다. 최대 산소 섭취량은[NOTE 1] 나이에 따라 저하되며, 당뇨병 발생과의 관계도 알려져 있다.

● METs와 '엑서사이즈'

METs(metabolic equivalents)는 신체활동 강도가 안정시의 몇 배에 해당하는지 나타내는 단위이다. METs에 실시한 시간을 곱한 것을 엑서사이즈(Ex)(METs×시간)라는 단위로 나타내는 엑서사이즈(Ex)를 이용해 그 활동에 의한 소비 칼로리를 계산한다.

소비 칼로리의 계산식

소비 칼로리(kcal) = Ex (METs×시간)×체중(kg) ×1.05

생활 습관병 발생 위험을 저하시키는 신체 활동 강도는 3 METs 이상의 신체 활동을 1주에 23 Ex 이상, 그 중 운동은 4 Ex 이상이 필요하다

NOTE

▶1 **최대 산소 섭취량과 연령**
40세경부터 호흡 · 순환 · 대사 기능이 약해지면서, 최대 운동 수준 저하가 최대 산소 섭취량 감소로 이어진다.

(**표II-8**). 또, 내장 지방 감소에는, 1주당 운동 10Ex 증가가 필요하다.

일반적으로 운동 기준은, 60대의 최대 산소 섭취량 기준치를 남성은 9.4 METs, 여성은 8.0 METs로 하고 있다. 이 능력을 유지하려면 1일 15분 이상의 보행, 주 4 kcal/kg 이상의 유산소운동이 필요하다. 50세 이상 남성에서 8 METs 미만으로 심폐기능이 저하되면, 그 이상인 사람에 비해 40~50%의 허혈성 심질환 위험이 증가하는 것으로 보고되어 있다.

당뇨병 환자에서는 3 METs 이상의 일상 신체 활동이 권고된다.

운동은 혈당을 저하시킨다

당뇨병 환자에서 운동은 혈당을 저하시키는 효과가 있다. 이 효과는 급성 효과(1회 운동 효과)와 만성 효과(트레이닝 효과)의 2개로 나눌 수 있다.

급성 효과로 운동 중 근육 수축에 에너지가 공급되어 포도당·지방산 이용이 촉진되어 혈당이 저하한다. 한편, 만성 효과는 골격근의 인슐린 감수성 개선으로 당수송체(glucose transporter 4, GLUT4)의 활동을 촉진시켜 인슐린 저항성이 개선된다.

그 외에도 에너지 섭취량과·소비량의 균형이 개선되어 감량 효과를 얻을 수 있어 연령 증가나 운동부족에 의한 근육 위축이나 골다공증 예방에도 연결된다. 고혈압이나 지질이상증의 개선 효과나 심폐 기능이나 운동 능력(근력, 조정력) 향상이 있어 상쾌감을 얻을 수 있거나 활동적인 기분이 되는 등 QOL를 높이는 기능도 있다.

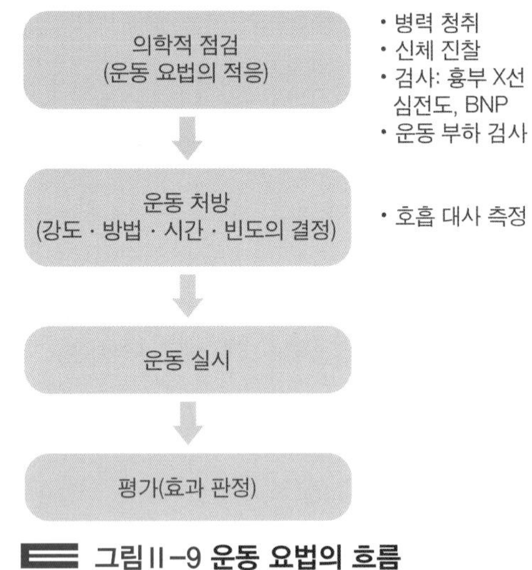

그림II-9 운동 요법의 흐름

운동 요법의 흐름 (그림 II-9)

운동 시작시의 주의점

급성·만성 고혈당 상태, 혈관 장애, 신경병증, 망막증, 신증 등의 만성 합병증이 진행된 경우에는 운동 요법을 금지하거나 제한하는 편이 좋은 경우가 있어 주의가 필요하다(**표II-9**).

우선 의학적 점검

당뇨병 환자는 심혈관 질환 위험 인자 동반이 많아, 운동 요법을 실시할 때 정형외과적 질환이나 호흡기 질환 이외에도 순환기 질환의 의학적 점검을 실시할 필요가 있다. 순환기계 의학 점검의 기본은 병력 청취와 신체 진찰이다. 특히, 당뇨병 환자에서는 무증후성 심근허혈이 많기 때문에 숨참이나 두근거림 같은 비특이 증상을 놓치지 않는 것이 중요하다.

● 신체 진찰

심혈관 잡음의 청취, 사지 혈압 측정, 기립성 저혈압 유무, 혈관 박동 촉진 등을 시행한다. 또한 흉부 방사선이나 심전도 검사와 함께, 심기능

표 Ⅱ-9 운동 요법을 금지하거나 제한하는게 좋은 상태와 운동 요법 교육시의 주의점

당뇨병 합병증		운동 요법의 주의점
대사 조절이 매우 나쁜 상태(케톤증)		공복 혈당 250 mg/dL 이상, 소변 케톤체 양성(중등도), 혈당 조절, 불량시는 운동을 중지한다.
망막증에 의한 안저출혈		중등도 이상의 비증식성 망막증: 급격한 혈압 상승을 동반하는 운동은 피한다. 중증 또는 증식성 망막증: 무산소 운동이나, 신체에 충격이 가해지는 운동은 피한다.
신증	현성신증(제3기)	미량 단백뇨나 경도의 현성 단백뇨가 있으면 체력을 유지하는 운동강도가 중등도 이하의 운동을 실시한다.
	신부전기(제4기)	운동 요법은 제한한다. ADL를 유지할 목적으로 보행이나 체조를 권한다.
신경병증	자율신경병증	운동 중 저혈압이나 혈압 상승을 일으키기 쉽고, 또 운동 중 돌연사나 무증후성 심근경색 등의 합병증 우려가 있어 신중하게 시행한다.
	말초 신경병증	가중 운동은 피하고, 수영이나 사이클링, 상반신 운동이 권고된다.
폐색성 동맥경화증, 당뇨병 괴저		측부 혈행로를 발달 · 촉진시키기 위해 적절한 보행 운동이 권고된다. 중증에서는 금기이다.
골, 관절 질환		고령, 비만에서는 저항 운동으로 근력 증강을 시도하며, 수중 보행, 의자에 앉아서 할 수 있는 운동, 요통 체조를 권고한다.
급성 감염증		운동은 금기이다.
허혈성 심질환, 심폐기능 저하		운동 부하 심전도 검사에 의한 자세한 평가가 필요하다.

지표가 되는 혈중 뇌성 나트륨 이뇨펩티드(brain natriuretic peptide, BNP) 측정도 유용하다.

● 운동 부하 검사

허혈성 심질환 진단을 위한 기본 검사이다. 운동 능력이나 심박·혈압 반응을 측정하여 운동 요법의 가능성을 결정하고 운동 처방에도 이용한다. 부하 방법으로, 트레드밀이나 자전거 에르고메터에 의한 다단계 점증 부하법[NOTE 2], 직선적 점증 부하법(램프 부하)[NOTE 3]가 이용된다. 호흡 대사 측정을 실시 하면, 최대 산소 섭취량과 혐기성 대사역치(anaerobic threshold, AT)[NOTE 4] 등의 운동 내용능을 측정할 수 있어 운동 강도의 지표가 된다.

운동 강도의 결정

의학적 검사에서 얻은 결과를 기초로 운동 강도를 설정하여 개별 운동 프로그램을 작성한다.

● 호흡 대사 측정법

앞에서 설명한 운동 부하 검사를 이용하여 AT나 최대 산소 섭취량을 측정한다. 운동 요법으로 권고되는 강도는 AT 수준이나 최고 산소 섭취량의 40~60%이다.

● 대사 측정을 할 수 없는 경우

심박 수에 의한 설정 카르보넨(Karvonen)법의 계산식을 이용한다.

(220 - 나이 - 안정시 심박수)×목표 운동 강도 (50~70) % + 안정시 심박수

예를 들어, 연령 50세에 안정시 심박수 65, 운동 강도 60%로 했을 때(220 - 50 - 65)×60% + 65 = 128/분

이 목표 심박수가 된다.

자각 증상에 의한 설정 환자의 자각 증상을 주관적 운동 강도(보르그 스케일)에 따라 맞추어 보르그 스케일의 11(편하다) ~ 13(조금 힘들

> **NOTE**
>
> **▶ 2 다단계 점증 부하법**
> 계단으로 점차 부하를 올리는 방법.
>
> **▶ 3 직접 점증 부하법 (램프 부하)**
> 직선적으로 점차 부하하는 방법.
>
> **▶ 4 혐기성 대사 역치(AT)**
> 개개인의 유산소 운동 수준의 운동 강도 지표. 지속적으로 혈중 젖산치가 증가하는 최대 운동 강도.

표 II-10 주관적 운동 강도(보르그 스케일)

점수	강도
6	
7	전혀 괴롭지 않다
8	
9	매우 편하다
10	
11	편하다
12	
13	조금 힘들다
14	
15	힘들다
16	
17	매우 힘들다
18	
19	힘들어서 견딜 수 없다
20	

표 II-11 운동 실천을 위한 교육

- 운동 습관 유무를 확인해, 유지·개선 할 필요가 있을지 의지를 확인한다.
- "해 보고 싶다","할 수 있을 것 같다" 라고 생각되는 프로그램을 제안한다.
- "그 활동은 잘 할 수 있다" 라는 자신감을 갖게 한다.
- 목적에 따른 운동 실시 시간대를 제안한다.
- 주위의 지원 유무를 확인한다.
- 실시 중·후의 신체적·심리적 문제점 유무를 확인해 대처한다.
- 계획대로 계속되는지 확인한다. 중단한 경우에는 그 이유를 함께 생각한다.
- 운동을 방해하는 원인(장소, 비용 등)에 대처한다.

운동이나 스포츠에 대한 문제 의식을 없애고, 격려와 칭찬에 의해 자신감을 갖도록 한다!

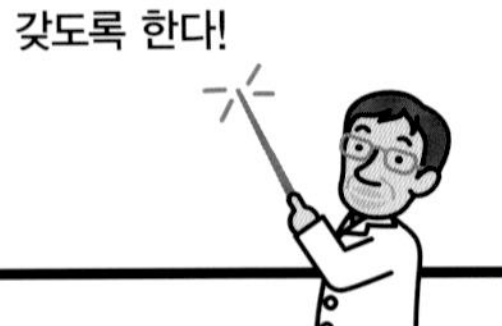

다)을 느끼는 정도가, AT 수준에 해당한다(**표 2-10**).

AT 수준을 넘게 운동하면 카테콜라민이 증가하여 혈압이나 혈액 점도가 상승되어 혈중 젖산 농도가 올라간다. 이에 따라 심근 산소 소비량의 증가에 박차가 걸려, 호흡·순환·대사이상을 일으키는 경우가 있다.

운동의 빈도

매일 할 수 있으면 좋지만, 적어도 1주에 3~5일 실시를 권고한다. 실시 시간대에 제한은 없으나, 식후 1시간에 실시하면 식후 고혈당 개선을 기대할 수 있다.

운동 계속 시간은, 1회 15~30분으로, 1일 1-2회 실시가 권고된다.

운동 교육의 실천

실천 전의 교육

우선, 운동의 필요성, 신체에 대한 영향, 실천 방법 등을 설명한 후, 건강 체크, 준비 운동, 유산소 운동, 근력 만들기 운동, 정리 운동 등을 교육한다. 운동 습관이 몸에 붙도록 제안하고, 생활 활동이나 운동에 대한 문제를 없애며, 격려와 칭찬에 의해 자신을 갖게 한다(**표 II-11**).

운동의 실천

●준비 운동

준비 운동으로, 신체의 안정 상태에서 서서히 골격근을 움직여, 호흡·순환·대사 기능을 높여 가는 운동이 필요하다. 차가워져 있는 근육은 굳어서 움직이기 어렵기 때문에 갑자기 수축시키면 장애를 일으킨다. 스트레칭은 천천히 근육을 늘려, 유연성을 높여 장애를 예방한다(**그림 II-10**).

준비 체조에도 서서 피로를 느끼는 경우가 있다. 일상생활 활동을 확인해, 신체 활동 강도의 낮은 수준부터 서서히 높여 간다.

●주 운동

주 운동으로는 유산소 운동[NOTE 5], 근력 운동이 중심이다(**그림 II-11**). 중요한 점은 운동 강도이며, 운동부하 검사 결과나 일상 신체 활동에서부터

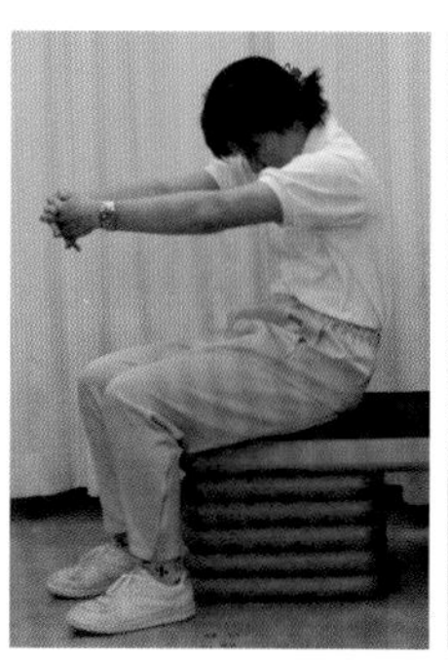
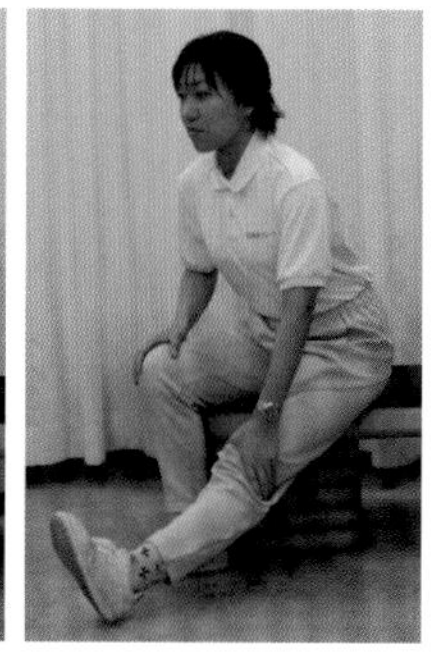
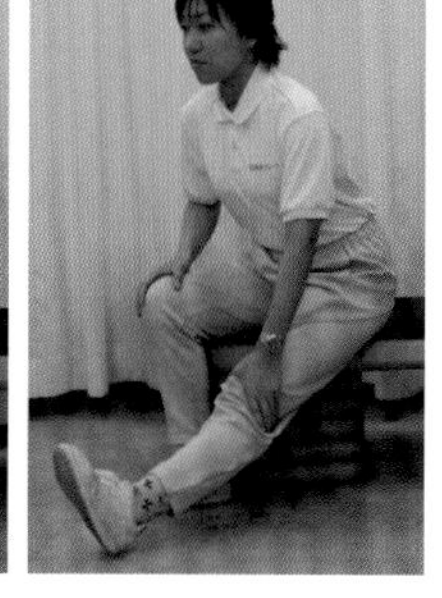
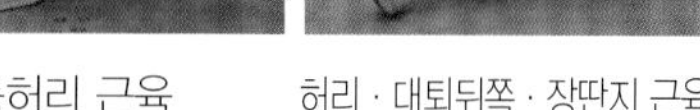
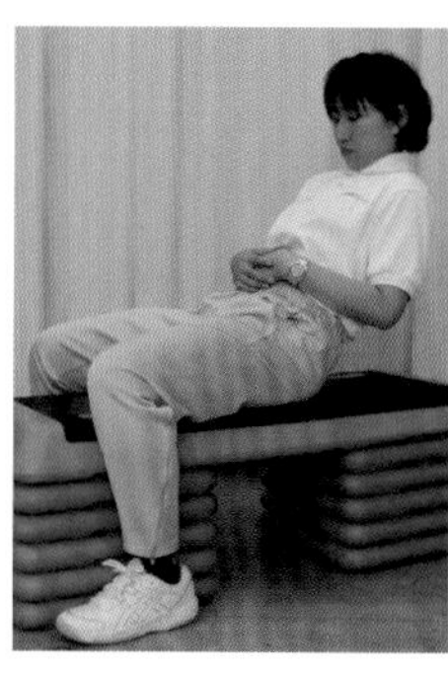
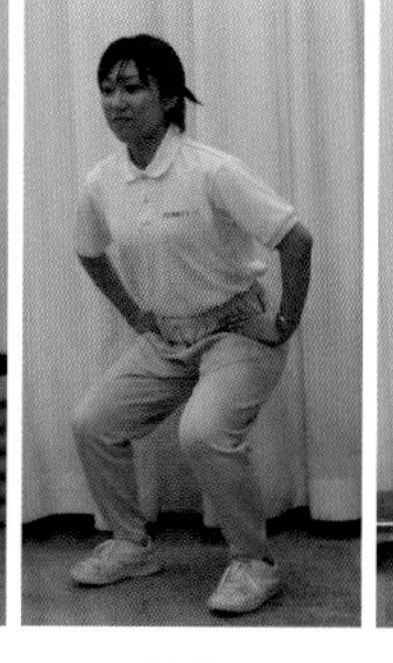
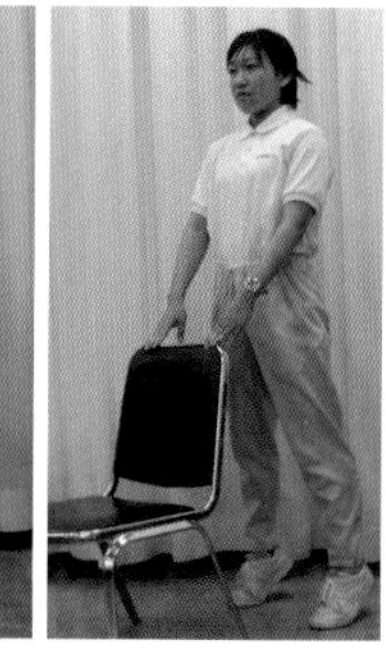

등허리 근육　허리 · 대퇴뒤쪽 · 장딴지 근육　윗몸일으키기　스쿼트　장딴지올리기

요점
- 당겨지는 부분을 인식한다.
- 숨을 참지 않는다.
- 기분 좋게 당겨진다고 느끼며 10~15초에 멈춘다.

그림 II-10 준비 운동 · 스트레칭

요점
- 1회 움직임을 5초 정도로, 10~20회 반복한다.
- 운동 기준은 1일 2~3세트, 2~3일간이다.
- 숨을 참지 않는다.
- 통증을 느끼면 중지한다.

그림 II-11 근력 증진 운동

AT 수준의 운동을 진행이 필요하다.

● **신체 활동계나 스텝대의 이용**

신체 활동계로 일상생활의 신체 활동량을 측정하여 환자에게 '생활 활동량' '운동량'을 알려, 신체 활동의 '강도'와 '양'을 변화시키도록 궁리한다. 고령자나 합병증을 가진 환자에서 스텝대를 이용한 승강 운동은 스텝대의 높이, 스텝의 속도를 조절하면 자택에서도 저강도의 운동 실시가 가능하다(**그림 II-12**).

잘 일어나지 않는 운동 중의 사고는, 시작 전이나 운동 중의 방심이 갑작스런 사고로 연결된다. 전문 스태프가 있는 시설, 또는 자택에서 운동하는 경우에도 운동시의 주의점을 잊지 않는 것이 중요하다(**표 II-12**).

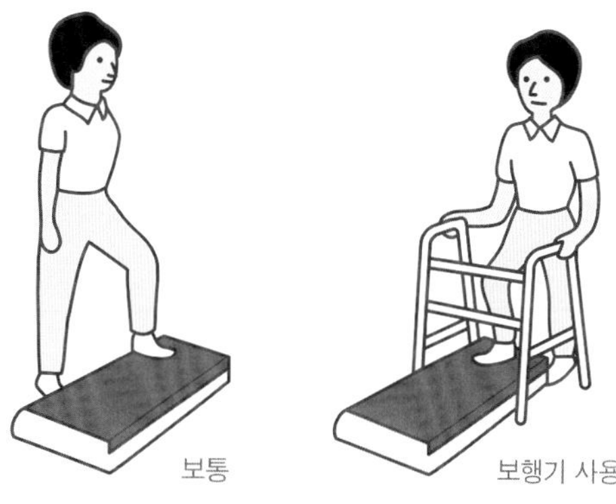

그림 II-12 스텝대를 이용한 승강 운동

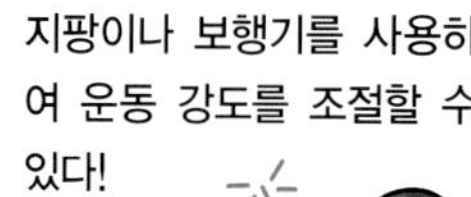
지팡이나 보행기를 사용하여 운동 강도를 조절할 수 있다!

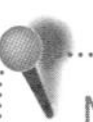
NOTE

▶ **5 유산소 운동**
기본적 유산소 운동은 자전거 에르고메터나 트레드밀 운동기를 이용한다. 스텝 승강운동이나 옥외 보행, 수중 운동도 효과적이다.

표 II-12 운동 교육시의 주의점

① 기분 좋을 때 운동 한다
발열시, 컨디션 불량시에는 쉰다. 증상 소실 후, 2일 이상 경과한 후에 재개한다.
② 식사 직후 심한 운동은 피한다
식사 직후 운동은 피한다. 식사는 장관의 혈액 수요를 늘리기 때문에, 격렬한 운동을 실시하면 장과 근육의 양쪽 모두에 공급하는 혈액 순환 능력을 넘게 되어 구역, 현기증의 원인이 된다.
③ 날씨에 맞는 운동을 한다
환경 조건에 맞추어 조절한다. 더울 때는 열사병, 탈수를 피하기 위해 수분을 섭취한다. 더위를 피해 이른 아침 또는 저녁에 운동한다. 한랭시에는 충분한 warm up과 의류를 이용한 방한이 필요하다.
④ 적절한 운동복과 운동화를 준비한다
여유있고 쾌적한 것으로, 날씨에 맞는 것을 착용한다. 스웨트 슈트는 체온을 유지할 목적으로 사용한다. 직사 광선에서는 옅은 색의 운동복과 모자를 착용한다. 운동화는 운동용으로 지정한 것을 이용한다.
⑤ 환자의 한계를 파악한다
정기적으로 검사 받아 운동 제한을 확인한다. 복약 내용을 고려해 운동한다.
⑥ 적절한 운동의 선택
유산소 운동이 중심이지만, 유연성과 근력 만들기 운동도 고려한다. Warm up은 반드시 실시한다.
⑦ 자각 증상에 주의 한다
운동 전날 · 당일의 컨디션 변화에 주의한다. 운동 중과 운동 후 가슴이나 그 주위의 불쾌감, 호흡 곤란을 동반한 숨참, 골 · 관절의 불쾌감, 만성 피로 · 불면 등의 증상이 있으면 운동을 중지하고, 의사의 진찰을 받는다.
⑧ 천천히 시작하여 서서히 진행한다
적응에 충분한 시간이 걸리게 한다.

증 례

A씨(50대, 여성)

검진에서 공복 혈당 310 mg/dL, HbA1c 13.2 %가 발견되어 혈당 조절을 위해 입원했다(BMI 21.8 kg/m^2).

● **생활 · 운동력**: 남편과 아이의 4인 가족으로 전업 주부이다. 모친의 간호 스트레스로 음주량이 증가하였다. 일상 신체 활동은, 가사, 쇼핑, 모친의 시중이며 적극적 운동은 실시하지 못하고 있었다.

● **운동 요법의 실제와 경과**: 입원시 심장·경동맥 초음파 검사, 운동 부하 심전도 검사에 문제가 없었기 때문에, 7일째부터 운동 교육·실천 지도를 시작했다. 심폐운동 부하·호흡 대사 측정에서 운동 능력은, 최고 산소 섭취량 6.5 METs, 혐기성 대사역치 3.6 METs였다.

이에 따라, 병원에서 유산소 운동을, 고정식 자전거 에르고메터 50 W, 트레드밀 운동기로 보행 3.5~4 km/시, 운동 중 목표 심박수 100~110박/분으로 설정했다. 환자에게 이 운동을 교육한 동시에, 퇴원 후 자택에서 유산소 운동과 근력 만들기 운동에 대해 설명했다.

입원 중 2주, 퇴원 후 1주에 1회 운동 교육을 실시해, 일상생활의 신체활동량, 혈당 상황을 확인했다. 퇴원후 신체 활동량은 8,500보/일로, 이전보다 신체 활동량이 증가해 3~4 METs 수준의 보행 활동을 실시하게 되었다. 통원 중 HbA1c는 6% 전후를 유지하고 있어, 4개월 후 병원에서의 운동 요법은 종료해, 자기 관리로 실시하게 되었다.

<문헌>
1) 운동 소요량, 운동 지침 제정 검토 위원회: 건강 운동 지침, http://www.mhlw.go.jp/bunya/kenkou/undou01/pdf/data.pdf

Column 운동 요법에 대한 일본의 국가적 대책

이전의 운동 요법에서는, 의사, 간호사, 영양사, 물리치료사 등의 국가 자격을 가진 종사자가 겸임하는 경우가 많았고 운동 지도 전문가가 없는 상황이었다.

1988년 '운동 건강 플랜'이 제정되어 건강 교육을 시행할 수 있는 전문가로 건강 운동 지도사가 양성되기 시작하였고, 적절한 교육으로 안전하고 효과적인 운동을 실시하는 건강 증진 시설·지정 운동 요법 시설이 정비되었다. 또 의료법인에서도 유산소운동을 도입한 운동 시설을 운영할 수 있게 되었다.

1996년, 운동에 대한 의료 제도로서 고혈압에 대한 '운동 요법 교육 관리료', 2000년에는 당뇨병·고지혈증에도 보험적응이 확대되었다. 2002년에는 '생활습관병 교육 관리료', 2006년에는 '생활습관병 관리료'가 제정되어 치료 계획서 비치 가규정되었고, 2010년에는 연령 조건이 폐지되어 모든 연령이 대상이 되었다.

이와 같이, 의료 제도에서 운동 요법은 질병의 1차 예방뿐만 아니라, 2차 예방에도 중요성이 높아지고 있다.

5

약물 요법으로 돌보기

경구 혈당 강하제

경구 혈당 강하제의 시작

● 언제, 어떻게 시작하는가?

2형 당뇨병 환자의 치료는, 식사 요법, 운동 요법이라는 생활습관 개선이 기본이며, 이것을 2~3개월 계속해도 충분한 혈당 조절을 달성할 수 없으면 약물 요법을 시작한다는 것이 교과서에서 제시하는 일반적인 원칙이다. 그러나 당뇨병 치료를 위해 내원한 환자에게 식사 요법과 운동 요법 후에 다시 오도록 하면 다시 병원을 찾지 않는 환자도 있다. 환자가 생활 개선이 어려원 병원을 찾았고, 이미 혈당이 당화혈색소가 높은 경우에는 식사 요법을 알려주고 약물 요법을 시작해야만 하는 경우도 많다. 따라서 환자의 상태 합병증 동반 여부 등에 따라 적절한 약제를 선택하여 약물 요법을 시작한다.

일반적으로, 경구 혈당 강하제는 적은 양으로 시작하고, 목표 혈당 조절을 달성하기 위해 서서히 증량하거나 다른 경구 혈당 강하제를 병용한다.

● 복약 중지, 변경

혈당 조절이 개선되면서 당독성이 소실되어 경구 혈당 강하제 효과가 커서 저혈당이 일어나는 수가 있다. 이런 경우에 경구 혈당 강하제를 감량하거나 중지하는 수가 있다.

한편, 경구 혈당 강하제로 혈당을 조절해도 불충분하면 인슐린 치료로의 변경을 고려한다.

경구 혈당 강하제의 종류

● 6종의 약제

경구 혈당 강하제에는, 작용 기전이 다른 6종의 약제가 있다. DPP-4 저해제, 설폰요소제(SU), 속효성 인슐린 분비 촉진제, α-글루코시다제 저해제(α-GI), 비구아니드, 티아졸리딘디온 등이다.

경구 혈당 강하제의 선택

- 인슐린 저항성이 증가된 경우
  → 비구아니드, 티아졸리딘디온
- 인슐린 분비능 저하의 경우
  → 설폰요소제(SU), 속효성 인슐린 분비 촉진제, DPP-4 저해제
- 식후 고혈당의 경우
  → 속효성 인슐린 분비 촉진제, α-글루코시다제 서해세(α-GI)

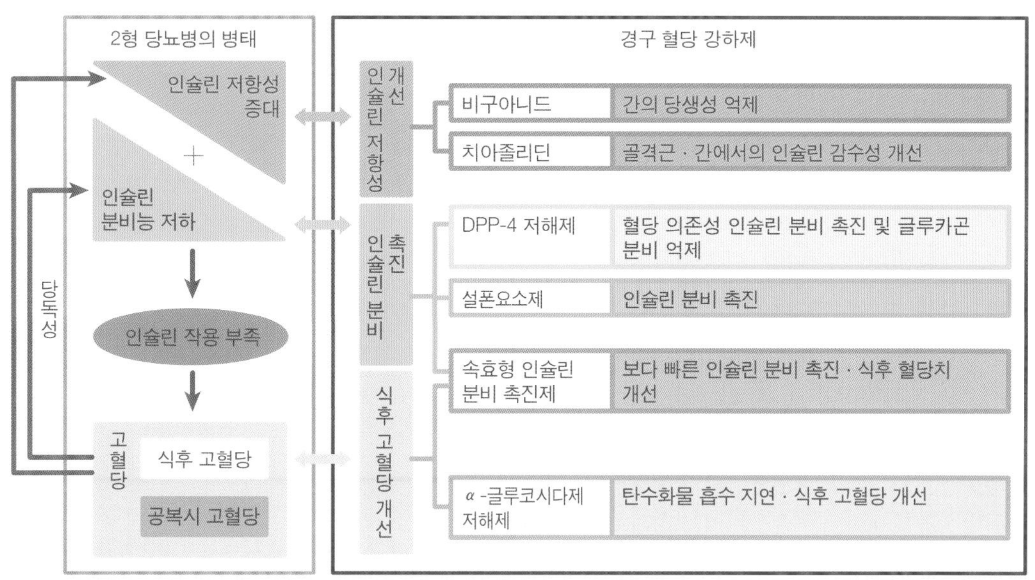

그림 II-13 병태에 따른 경구 혈당 강하제의 선택 문헌1)

표 II-13 경구 혈당 강하제의 특징

	복용 횟수	복용(식사)			저혈당 가능성	특징	주의해야할 증상
		전	중	후			
SU제	1~2	○	○	○	고	미세혈관 합병증의 억제 효과	저혈당 증상(공복감, 식은 땀), 체중 증가
속효성 인슐린 분비 촉진제	3	○	×	×	고	식후 고혈당에서 α-GI 무효시	저혈당 증상(식전, 간장애 · 신장애의 경우)
α-GI	3	○	△	×	저	식후 고혈당에	위장 증상(방귀, 복부 팽만 고창), 장폐색
비구아니드	2~3	×	×	○	저	체중 증가가 없다 비만에서 1차 선택	위장 증상(구역, 구토, 설사, 복통), 권태감 등
티아졸리딘디온	1	○	△	○	저	저혈당이 적다 대혈관 장애, 심부전 병력이 없는 경우에 사용	부종
DPP-4 저해제	1	○	△	○	저	저혈당이 적다 체중 증가가 적다	SU와 병용시에 저혈당 증상(공복감, 식은땀)

2형 당뇨병의 병태에 따라 다음과 같이 경구 혈당 강하제가 선택된다(**그림 II-13, 표II-13**).

● 경구 혈당강하제의 금기

1형 당뇨병, 당뇨병 혼수, 중증 감염증, 전신 관리가 필요한 외과 수술시 등에는 경구 혈당 강하

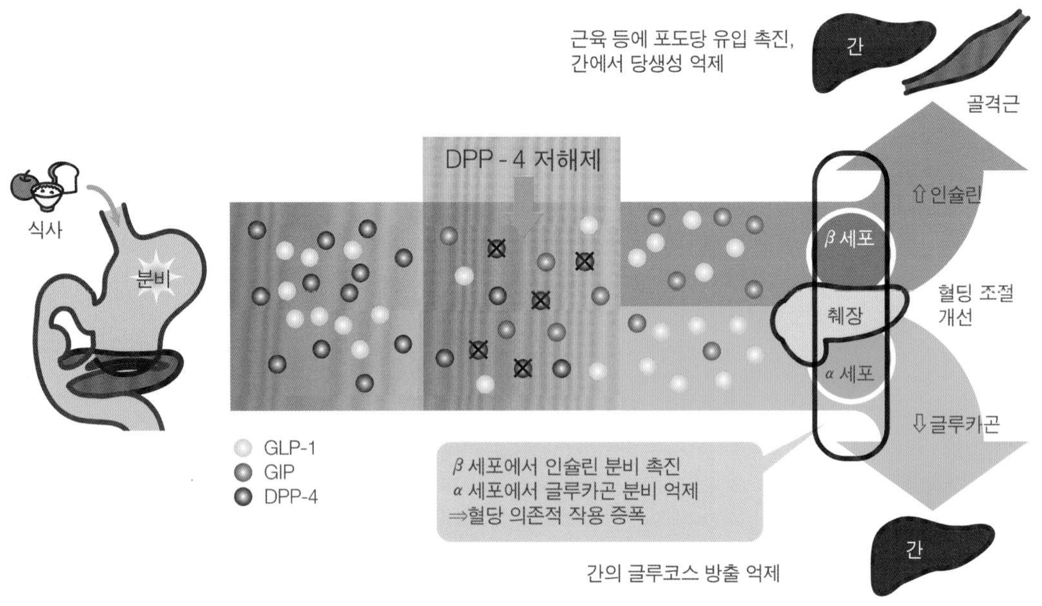

그림 II-14 DPP-4 저해제의 작용 기전

제에 의한 치료는 금기이며 인슐린 치료를 시행한다.

또, 임신 가능한 여성의 경우, 경구 혈당 강하제의 사용에 주의가 필요하다. 임신 중 또는 임신할 가능성이 높은 경우나 수유 중에는 경구 혈당 강하제는 사용할 수 없다. 혈당 조절이 나쁘면 필요에 따라 인슐린을 사용한다.

DPP-4 저해제

주요 약제: 자누비아, 가브스, 네시나

DPP-4 저해제는 종래의 경구 혈당 강하제와 달리 인크레틴을 활성화하여 혈당을 조절하는 새로운 작용 기전을 가져 주목을 끌고 있다.

작용 기전

인크레틴(GLP-1, GIP)은, 영양소의 섭취에 따라 위장관에서 분비되어 췌장 베타세포에 작용해 인슐린 분비를 촉진하는 호르몬의 총칭이다. 건강인에 비해 2형 당뇨병 환자에서는 인크레틴 효과가 감소되어 있다. DPP-4 저해제는 이 효과를 보충하는 약제로 개발되었다. 인크레틴은 DPP-4(디펩디딜펩티다제-4)라고 부르는 효소에 의해 분해·불활성화되며, DPP-4 저해제는 이 작용을 저해해 GLP-1 농도를 높여 췌장 베타세포에서 인슐린 분비를 촉진해 혈당을 저하시킨다. 정상인에서는 인크레틴 작용에 의해 식후 췌장 베타세포에서 인슐린 분비가 증가되는 것을 알고 있다. 따라서, 혈당이 낮을 때는 인크레틴에 의한 인슐린 분비는 촉진되지 않는다(**그림 II-14**). 또 GLP-1은 혈당을 올리는 작용이 있는 글루카곤 분비를 억제한다고 여겨지고 있다.

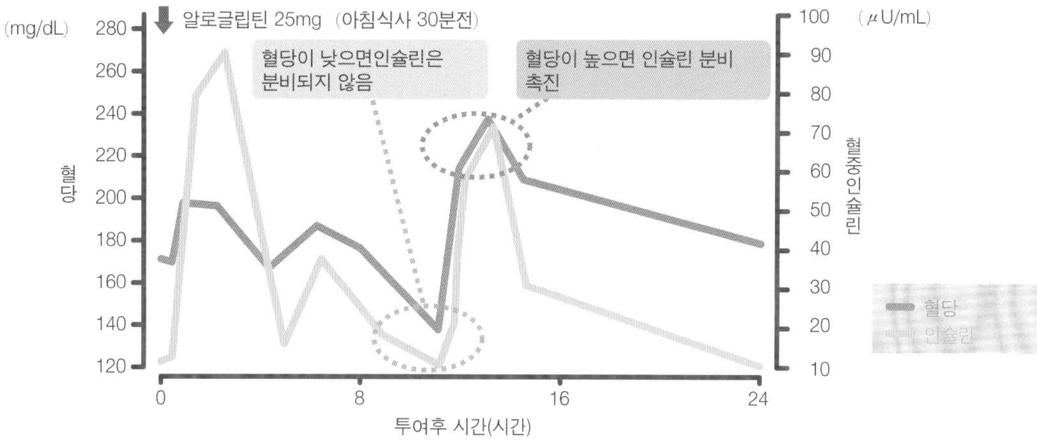

그림Ⅱ-15 DDP-4 저해제와 혈당, 혈중 인슐린의 관계

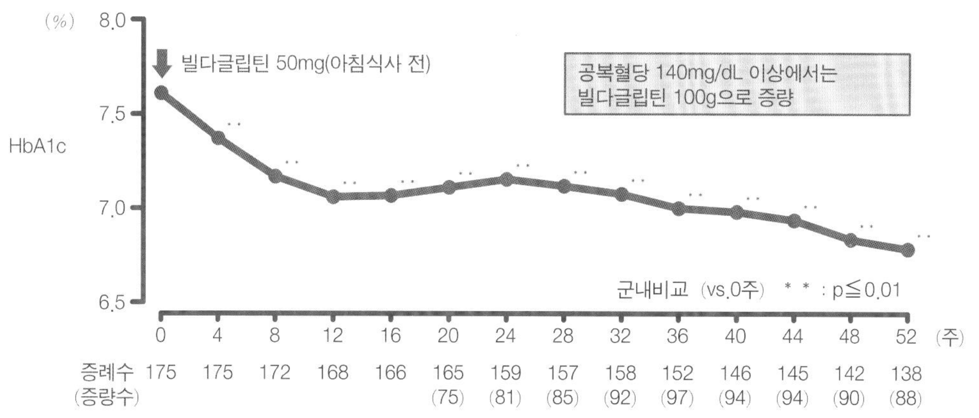

그림Ⅱ-16 DPP-4 저해제 장기 투여 시험에서 HbA1c 추이

적응과 특징

●식후 고혈당, 공복 혈당 개선

인슐린 분비능이 저하되어 있는 증례에 사용할 수 있다. 혈당에 따라 식후 인슐린분비를 촉진하므로 식후 고혈당을 개선하고, 그에 따라 공복 고혈당도 개선한다(**그림 Ⅱ-15~17**).

●저혈당 · 체중 증가가 적다

인슐린 분비는 혈당에 의존하여, 혈당이 높으면 인슐린 분비를 촉진하지만, 혈당이 높지 않으면 인슐린 분비를 촉진하지 않아, DPP-4 저해제 단독으로는 저혈당이 일어나기 어렵다고 여겨지고 있다.

또 DPP-4 저해제는 위에서 장으로 음식 배출을 늦추거나 식욕을 억제하는 효과가 있어 체중 증가도 적다고 여겨지고 있다.

DPP-4 저해제의 요점
- ●혈당에 의존하여 식후 인슐린 분비를 촉진한다.
- ●공복 및 식후 고혈당을 개선한다.
- ●단독 투여에서 저혈당 위험은 매우 낮지만, SU 병용시 중증 저혈당 위험이 있다.
- ●SU와 병용시 SU제를 감량한다.
- ●장기 투여의 안전성 확립되어 있지 않다.

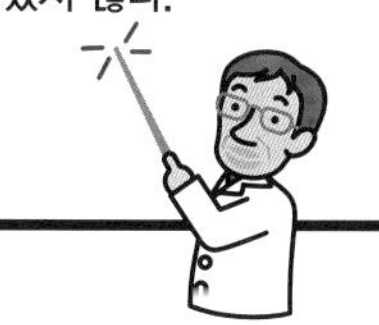

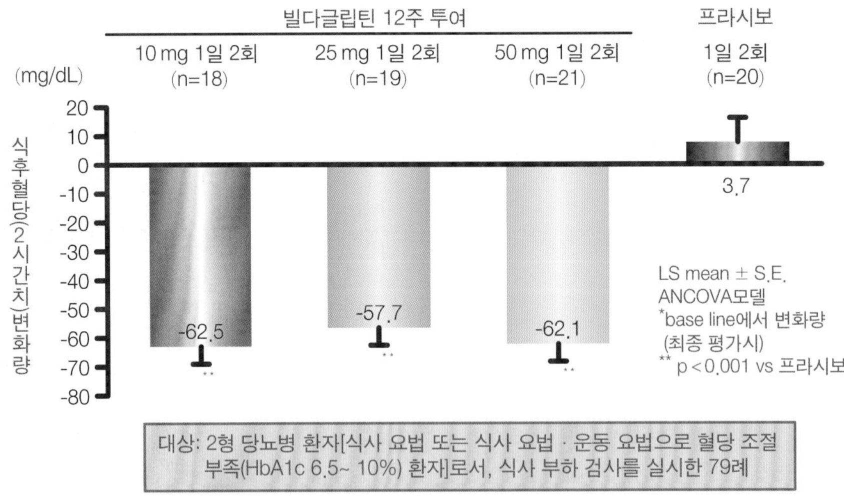

그림 II-17 **DPP-4 저해제에 의한 식후 혈당(2시간)의 변화** 문헌2)

> **SU제 병용에서 중증 저혈당에 주의**
>
> DPP-4 저해제와 SU제 병용에 의해 중증 저혈당을 일으키는 경우로, ①고령(65세 이상), ②경도의 신기능 저하(Cr 1.0 mg/dL 이상)가 있다. SU제로 치료하는 환자에게 DPP-4 저해제를 추가하는 경우에는 SU제 감량이 필요하다.
>
> DPP-4 저해제와 병용시 SU제 감량 기준은 다음과 같다.
>
> ·글리메피리드 2 mg/일 이하
> ·글리벤클라미드 2.5 mg/일 이하
> ·글리클라지드 40mg/일 이하

약물 요법에서 환자 돌보기 요점

● **SU제와 병용하여 중증 저혈당 가능성**

SU제와 병용으로 중증 저혈당이 생길 위험성이 있어, SU제와 병용하는 경우에는 일반적으로 SU제를 감량한다.

설폰 요소제(SU)

주요 약제: 아마릴

작용 기전

췌장 베타세포에 있는 SU수용체에 결합하여 인슐린 분비를 촉진한다. 인슐린 분비의 개선에 동반하여 간에서 당 방출이 억제된다. 또 말초 조직인 근육이나 지방조직으로 포도당 유입이 증가해 혈당이 개선된다(**그림 II-18**).

다른 경구 혈당 강하제에 비해 복용 후 단 시간에 혈당 강하가 나타나기 쉽다.

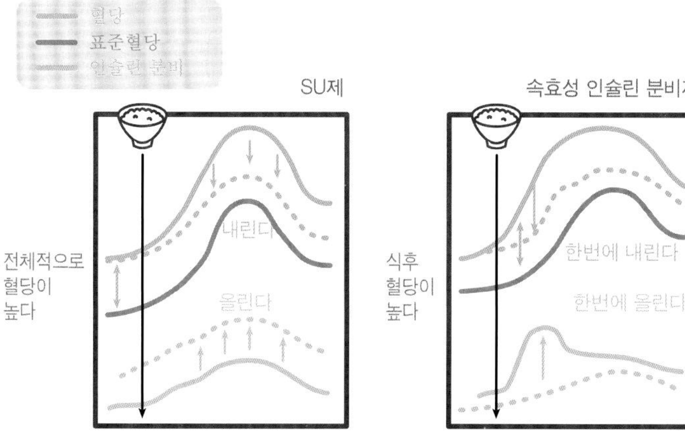

그림Ⅱ-18 **SU제, 속효성 인슐린 분비제, α-GI의 작용**

적응과 특징

2형 당뇨병에서 식사 요법, 운동 요법으로 충분히 양호한 혈당 조절을 얻을 수 없는 증례에 사용한다. 어느 정도 인슐린 분비능이 유지되어 있는, 인슐린 비의존 상태의 환자에서 효과를 나타낸다. 경구 혈당 강하제 중에서 가장 오래 사용되는 약제이다.

장기간의 임상 연구에서 미세혈관 합병증 억제 작용이 알려져 있다.

● 인슐린 저항성이 심한 비만 환자는 재검토

2형 당뇨병 중에는, 고도 비만을 동반한 인슐린 저항성이 병태의 중심인 증례도 적지 않다. 이런 증례는 SU제의 좋은 적응은 되지 않는다. 우선은 감량을 목표로 한다.

SU제 사용 환자 돌보기

● SU제는 저혈당을 일으키기 쉽다

SU제는 소량으로부터 시작하여 서서히 증량한다. SU제로 혈당 조절이 좋아지면, 점심 식사 전이나 저녁 식사 전 또는 점심 식사·저녁 식사가 늦어지면 저혈당이 나타나는 경우가 있다.

SU제는 경구 혈당 강하제 중 HbA1c 개선 효과가 가장 크다고 여겨지며, 동시에 저혈당의 빈도도 높은 약제이다. 특히, 글리메피리드는 혈당 강하 작용이 강하여 저혈당 빈도가 높으며 혈당 70 mg/dL 정도에서도 저혈당 증상을 나타내는 경우가 있다. 또 SU제의 저혈당은 다른 당뇨병 치료제에 비해 지연되는 일이 있어 주의가 필요하다.

SU제 도입시 환자에게 저혈당 증상에 대해 잘 설명하는 동시에, 저혈당의 대처법을 교육한다.

● 당뇨병 신증 · 고령에서 저혈당의 중증화

당뇨병 신증이 진행되면 중증 저혈당을 일으키는 경우가 있다. 특히 고령에서 신기능이 저하되는 경우가 많아, 지연성 저혈당을 일으킬 수 있으므로 고용량~중등량의 SU제 사용으로 중증 저혈당이 생긴 경우 입원하여 경과를 본다.

고령자에서 저혈당의 초기 자각 증상이 없는 경우가 있다. 전형적인 저혈당 증상이 없어도, 안절 부절하거나 어색한 활동을 하면 저혈당 초기 증상을 의심한다. 혈당을 확인하여 대응한다. 또 이것을 가족에게도 교육할 필요가 있다.

● **체중 증가가 일어나기 쉽다**

식사 요법이나 운동 요법을 제대로 지킬 수 없으면 체중 증가가 일어나기 쉽기 때문에, 체중 변화에 주의가 필요하다.

속효성 인슐린 분비촉진제

주요 약제: 파스틱, 노보넘

작용 기전

SU제 처럼 췌장 베타세포의 SU수용체에 결합해 인슐린 분비를 촉진한다.

그러나 SU제에 비해 작용 시간이 짧아 식후 인슐린 분비 개선을 위해 사용한다(**그림 II-18**). 체중 증가도 볼 수 있으나, SU제에 비해 크지 않다.

SU제 복용 중에 종류가 다른 SU제나 속효성 인슐린 분비 촉진제를 병용 할 수 없다!

적응과 특징

● **적응**

공복 혈당이 크게 높지 않고, 식후 고혈당이 있는 2형 당뇨병 환자가 좋은 적응이 된다. 속효성 인슐린 분비 촉진제의 혈당강하 작용은 SU제 만큼 강하지 않기 때문에 공복 혈당은 그리 높지 않지만, 식후 고혈당이 있는 증례에 사용된다.

α-GI에 있는 복부 팽만감이나 방귀, 설사 등의 복부 증상이 없기 때문에 α-GI가 효과 없거나 사용해도 개선되지 않을 때 사용한다.

● **SU제와 병용 불가**

속효성 인슐린 분비 촉진제는 SU제와의 병용이 인정되지 않는다.

글리나이드제 사용 환자 돌보기

● **복약 시간이 열쇠**

식사 직전에 복용하고, 식사를 하지 않으면 복용하지 않도록 교육한다. 식사 30분 전 복용하면 식사 전에 저혈당을 일으킬 가능성이 있어 복약 타이밍에 주의가 필요하다. 식전 복용을 잊어 식후에 복용하면 효과를 기대할 수 없다. 이때는 약의 복용을 건너뛰도록 교육한다.

● **간장애 · 신장애 환자에서 저혈당 가능성**

속효성 인슐린 분비 촉진제도 저혈당을 일으킬 수 있으나, SU제 보다 빈도가 낮고, 또 지연되는 일도 별로 없다. 그러나 간장애나 신장애가 있는 환자에서 저혈당을 일으킬 가능성이 높아지므로 주의가 필요하다.

α-글루코시다제 저해제 (α-GI)

주요 약제: 베이슨, 아카보스

작용 기전

α-GI는 장관에서 글루코시드 결합을 가수분해하는 α-글루코시다제 작용을 저해해 당 분해를 억제하고 흡수를 늦춘다(**그림 II-18**). 이에 의해 식후 고혈당이나, 그에 동반한 식후 고인슐린혈증을 개선한다.

적응과 특징

공복 혈당은 크게 높지 않지만, 식후 고혈당이 경증인 경우에 사용한다. 다른 경구 혈당 강하제 복용중, 또는 인슐린 치료 중에 식후 고혈당이 개선되지 않는 경우에 병용 가능하다. 보글리보스는 당뇨병뿐 아니라 당부하 검사에서 내당능 장애(당뇨병 전단계)인 경우 당뇨병 발생 예방 효과가 추가되었다.

α-GI 사용 환자 돌보기

● **복용을 잊는 경우가 많다**

복용을 잊는 이유로 식후에 다른 약제와 같이

복약하는 경우가 있으나, 식후에 복용하면 효과가 없다. 식사 중에 깨달으면 그 시점에서 복용해도 좋으나 식후이면 그 때의 복약은 건너뛰도록 교육한다. 잊는 일이 자주 있어 복약 순응도(adherence)가 나쁘지 않도록 주의한다.

● **장폐색 · 복부 증상에 조심**

개복 수술이나 장폐색의 병력이 있으면 장내 가스 증가에 동반한 장폐색 등 중증 부작용을 일으킬 수 있어 신중하게 사용한다. 또 고령자에서도 장폐색을 일으키는 일이 있으므로, 복부 증상에 주의가 필요하다.

부작용으로 α-GI를 사용하기 시작했을 때 복부 팽만감이나 방귀, 설사 등이 있어, 약의 지속이 어려운 경우가 있다. 또 빈도는 높지 않지만 중증 간장애도 보고되어 있다.

● **SU제 병용시 저혈당에 주의**

α-GI 단독에서 저혈당은 보기 드물다. SU제나 인슐린과 병용하는 경우에 일어나는 저혈당에는 포도당으로 대응한다. 이당류인 자당은 α-GI에 의해 단당류로 분해가 억제되기 때문에 효과 개선이 없다.

비구아니드

주요 약제: 다이아벡스

작용 기전

간에서 당신생 억제나, 위장관에서 당흡수억제, 근육을 중심으로 한 말초에서 인슐린 감수성 개선 등에 의해 혈당을 개선한다.

적응과 특징

● **비만 환자에서 1차 선택**

체중 증가가 별로 일어나지 않기 때문에 비만 증례에서 1차 선택이 된다.

비구아니드 중에서 메트포르민은 대혈관 합병증 억제 효과가 확인되어 구미에서는 1차 선택약으로 되어 있다. 또, 비(非)비만 증례에서도 혈당 개선 효과가 인정되어 있다.

● **신중 투여 · 금기**

간·신·심·폐기능 장애가 있는 환자, 순환 장애를 가진 사람, 대량 음주자, 고령자, 영양 불량, 뇌하수체·부신 기능 부전자, 미트콘드리아 DNA 이상증에는 신중하게 투여한다.

중증 간기능 장애가 있는 경우는 사용하지 않는다. 또 비구아니드 시작시나 증량시에 위장 장애가 발생하는 경우도 있다.

메트포르만 사용 환자 돌보기

● **젖산 산증의 초기 증상을 놓치지 않는다**

부작용으로 젖산 산증이 보고되어 발병하면 사망률이 높지만 적응과 금기를 지키면 희귀(10만 명에 1명)하다(p98 참조).

발열시, 심한 권태감이나 구역, 구토, 복통·설사 등의 위장 장애, 근육통, 과호흡 등의 증상이 있으면 젖산 산증의 초기 증상일 가능성이 있으므로, 복약을 중지해 주치의의 진료를 받도록 교육한다.

● **조영 CT, 심장 카테터 검사시에 주의**

요드 조영제 사용시는 사용 2일 전부터 2일 후까지 투여를 중지할 필요가 있으며, 조영 CT나 심장 카테터 검사에서 주의가 필요하다.

티아졸리딘디온

주요 약제: 액토스, 듀비에

작용 기전

지방세포에 발현하는 핵내 수용체인 PPAR-γ

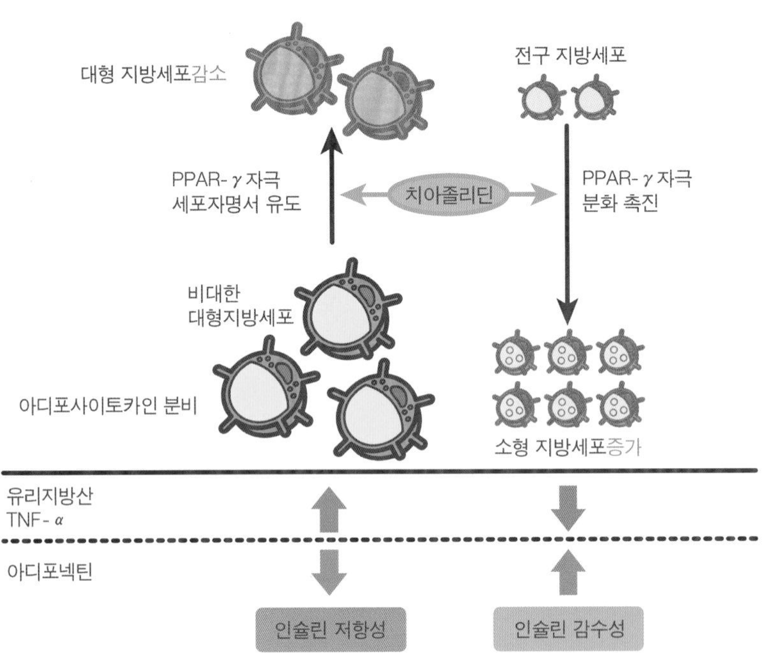

그림 II-19 티아졸리딘디온의 지방세포에 대한 작용

α-GI에 의한 저혈당에는
반드시 「포도당」으로
대처한다.

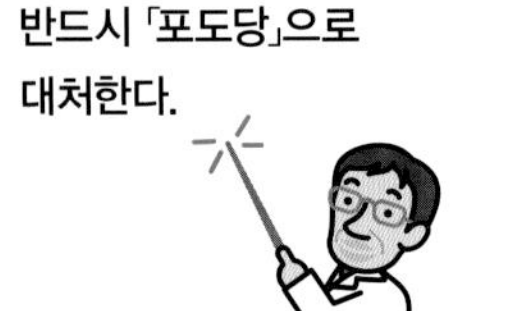

에 작용하고, 근육이나 지방조직 등의 말초 조직에서 당 이용을 높이며, 간에서 당산생을 억제해 인슐린 저항성을 개선한다(**그림 II-19**).

적응과 특징

● 적응

인슐린 저항성이 심한 증례가 적응이 된다. SU제 등 인슐린 분비 촉진 약제에 비해 혈당 강하 작용이 즉시 나타나지 않으며, 단독으로 저혈당을 잘 일으키지 않는다.

● 대혈관 합병증 발생 예방 효과

대혈관 합병증의 병력이 있는 증례에서 심혈관 이벤트 발생 억제가 기대되어 심부전 발생 우려가 없으면 좋은 적응이 된다.

피오글리타존은 HDL 콜레스테롤을 상승시키고, 중성지방을 내려 대혈관 합병증 억제가 기대된다.

글리타존 사용 환자 돌보기

● 여성에서 많은 부종

티아졸리딘디온은 체액 저류 작용으로 부종을 일으키며 특히 여성에서 그 경향이 많이 보인다. 이 때문에 심부전 환자나 심부전 병력이 있는 환자에서는 사용하지 않는다.

● 체중 증가와 골절 가능성

지방세포 분화에 관여하므로 식사 요법을 지킬 수 없는 증례에서는 체중 증가를 일으키므로 주의를 필요로 한다.

여성에서는 골절을 일으키는 경우도 있다고 여겨지고 있다.

복합제

피오글리타존과 메트포르민을 복합한 제제가 있다. 종래의 2정이 1정으로 해결되므로 복약 순응도 향상이 기대된다.

● 초기 치료에는 이용되지 않는다

2제가 복합된 약제이므로 초기 치료에는 선택되지 않는다. 단일제로 효과가 불충분하고, 병용이 바람직한 경우에 사용한다. 적응이나 주의점은 티아졸리딘디온과 비구아니드약 항을 참조한다.

복약 순응도 향상을 위해

약물 요법에서 복약 상황 확인은 매우 중요하다. 당뇨병 환자의 대부분은 고혈압이나 지질이상증을 동반하는 빈도가 높기 때문에 당뇨병에 대한 치료약으로 경구 혈당 강하제뿐만 아니라, 혈압 강하제나 스타틴 제제 등을 복용하고 있다. 경구 혈당 강하제로 2~3제, 혈압 강하제로 2~3제, 지질이상증에 1제 등 모두 5~7제로 많은 약을 복용하게 된다.

사람에 따라서는 많은 약의 복용에 저항감을 느껴, 개중 1~2제를 마음대로 중지하는 경우도 있다. 어떤 약제를 자기 판단으로 복용하지 않아도 본인이 고백하지 않으면, 의료인은 그것을 알 수 없다. 우연히 당뇨병 이외의 질환으로 입원했을 때 처음으로 복용하지 않는 것을 아는 경우도 있다.

많은 약제를 복용하는 경우, 어떤 약은 먹고 어떤 약은 먹지 않는 경우도 있다. 이에 대한 대책으로 한 봉지에 모두 넣거나, 혈압 혈압 강하제와 스타틴제의 복합제를 이용하여 복약 약제 수를 줄이는 방법도 검토해야 한다.

<문헌>

1) 일본 당뇨병학회: 당뇨병 치료가이드. 문광당. 2010
2) Kikuchi M, et al: Affiliations Internal Medicine, Abe Diabetes Clinic, Oita, Japan, Vildagliptin dose dependently improves glycemic control in Japanese patients with type 2 diabetes mellitus. Diabetes Res Clin Pract 83:233-240, 2009

5

약물 요법으로 돌보기

주사약

GLP-1 수용체 작용제

주요 약제: 빅토자, 바이에타

당뇨병 치료에 신약 등장

인크레틴의 하나인 GLP-1은 단백분해 효소 DPP-4에 의해 분해되어 반감기는 2분 이하이다. 이 반감기를 연장시키기 위해 개발된 것이 GLP-1 수용체 작용제이다.

GLP-1 수용체 작용제는 췌장 베타세포에서 인슐린 분비 촉진 이외에 위에서 음식물 배출 지연, 중추신경에서 식욕 억제 효과가 알려져 있으며, 체중 감소 효과도 인정되고 있다(**그림 II-20**). 동물 실험에서는 췌장 베타세포 증식 작용도 알려져 있다. 또 SU제의 인슐린 분비 자극과 달리 단독으로 저혈당을 일으키기 어려운 특징이 있다.

현재, 리라글루타이드와 엑세나타이드의 2개 GLP-1 아나로그 제제를 사용할 수 있다.

적응

리라글루타이드는 식사·운동 요법에 더해 SU제로 치료 효과가 불충분한 2형 당뇨병 환자에 1일 1회 피하주사하여 투여한다. 0.3 mg으로 시작하여, 1주에 0.6 mg, 0.9 mg으로 용량을 늘려간다.

엑세나타이드도 식사 요법·운동 요법에 더해 SU제(비구아니드 또는 티아졸리딘디온과의 병용을 포함한다)를 사용해도 충분한 효과를 얻을 수 없는 2형 당뇨병 환자에서 5μg를 1일 2회 피하 주사로 시작한다. 증상에 따라 10 μg 1일 2회 증량이 가능한다.

효과

GLP-1 수용체 작용제에 대한 여러 연구 결과에 의하면, 위약에 비해 약 1%의 HbA1c 저하가 있어, 인슐린 치료와 비슷한 HbA1c 개선 효과를 인정했다. 체중에 대해서는 프라시보 또는 인슐린 치료군과 비교하여 유의한 감소가 있었다.

부작용과 금기

부작용으로서 가장 많은 것은 구역, 구토, 설사 등이다. 이런 부작용은 투여 초기에 많이 나타나고 서서히 익숙해 진다.

GLP-1 수용체 작용제는 베타세포 기능이 소

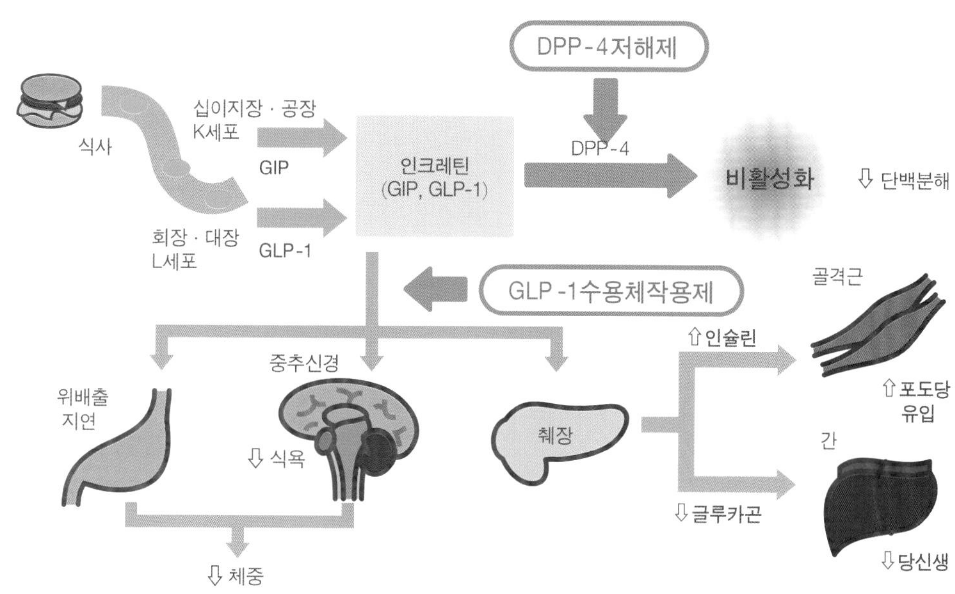

그림Ⅱ-20 인크레틴 관련약의 작용 부위

실된 경우에 효과를 기대할 수 없다. 1형 당뇨병은 물론, 2형 당뇨병으로 생각되는 사람에서도 내인성 인슐린 분비가 고갈된 사람은 금기가 된다. 또 인슐린 치료에서 바꾼 예에서는, 당뇨병 케토산증에 대한 충분한 주의가 필요하다.

인슐린 치료

인슐린이란 (그림 Ⅱ-21)

인슐린을 대략적으로 말하면 몸에 영양을 유입시키는 호르몬이다. 췌장의 랑게르한스섬에 존재하는 베타세포에서 분비된다. 간이나 골격근에 포도당 유입시켜 글리코겐 합성을 촉진하고, 또 간이나 지방세포에서 지방산 합성을 촉진한다. 근육 조직의 단백 합성이나 지방조직의 글리세롤 합성도 인슐린에 의해 촉진된다.

인슐린 치료의 적응 (표 Ⅱ-14)

절대적 적응

인슐린 치료가 반드시 필요한 상태를 '인슐린 치료의 절대적 적응' 이라고 부른다.

●인슐린 결핍 상태인 1형 당뇨병

생존에 필요한 인슐린을 췌장이 분비하지 못하는 상태를 인슐린 의존성이라고 부르고 있으며, 이 상태에서는 인슐린 치료가 필수적이다.

1형 당뇨병은 인슐린 의존 상태에 빠진 대표적 병이다. 그 외 감염증이나 수술 등에서 스트레스 영향으로 중증 고혈당이 되기 쉬어, 혈당 조절에 인슐린 주사가 필요하게 된다.

●임신 중 당뇨병

임신 중에 정상 임신을 유지해 안전하게 분만하기 위해 엄격한 혈당 조절이 필요하다. 또 경구 혈당 강하제는 태아에 대한 안전성이 확립되지 않아 인슐린 치료가 필요하다.

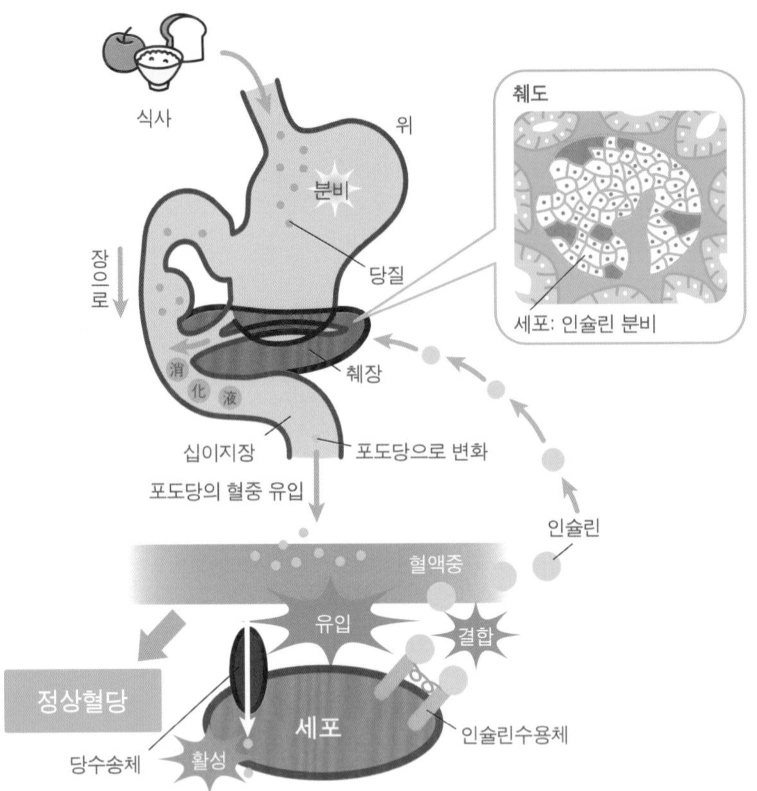

그림 II-21 **체내 인슐린 분비 과정**

표 II-14 **인슐린 치료의 적응**

절대적 적응

- 인슐린 의존 상태
- 당뇨병 혼수(당뇨병 케토산증, 고삼투압 고혈당 증후군, 젖산 산증)
- 중증 간장애, 신장 장애를 동반한 경우
- 중증 감염증, 외상, 중등도 이상의 외과 수술(전신 마취 시행례 등)의 경우
- 당뇨병 동반 임산부(임신 당뇨병에서 식사 요법만으로 양호한 혈당 조절을 얻을 수 없는 경우 포함)
- 정맥 영양시 혈당 조절

상대적 적응

- 인슐린 비의존 상태에서 현저한 고혈당 (예를 들어, 공복 혈당 250 mg/dL 이상, 수시 혈당 350 mg/dL 이상)
- 경구 혈당강하제로 양호한 혈당 조절이 안되는 경우 (SU제 1차 무효, 2차 무효 등)
- 체중 저하로 영양상태 불량
- 스테로이드 치료시 고혈당
- 당독성의 적극적 해소

상대적 적응

2형 당뇨병에서, ①식사·운동 요법, 경구 혈당 강하제로 혈당 조절이 불충분한 때, ②간장애나 신장 장애 등을 동반할 때, ③부신피질 호르몬을 사용할 때, 치료에 인슐린 제제가 필요하게 된다. 이렇게 인슐린 치료가 생존에 직결되지는 않지만, 상황에 따라 인슐린이 필요한 상태를 '인슐린 치료의 상대적 적응'이라 부르고 있다.

인슐린 제제의 종류

인슐린은 위장관에서 소화·분해되므로 경구 투여할 수 없다. 환자 자신이 투여하려면 피하 주사해야 한다. 피하 주사용 인슐린 제제는, 시시각각 항상 변화하는 체내의 인슐린 필요량에 대

표Ⅱ-15 인슐린 제제의 종류와 특징

	종류	특징	작용 동태 모델 (시간 0 2 4 6 8 10 12 14 16 18 20 22 24 26 28)
추가분비 보충	속효성	식사 30분 전에 주사하여 식사에 의한 혈당 상승을 억제한다.	
	초속효성	식전 주사하여 식사에 의한 혈강 상승을 억제한다.	
기초 인슐린분비 보충	중간형	기초 인슐린 분비를 보충한다. 흰 침전물이 있다.	
	지속형	기초 인슐린 분비를 보충한다. 중간형보다 작용시간이 길다.	
기초와 추가 분비의 보충	혼합형	초속효성 또는 속효성과 중간형을 여러 비율로 혼합한 것.	

응하기 위해, 혈중에 흡수되어 효과를 발휘할 때까지의 시간이나 지속 시간 등이 다른 다양한 종류가 판매되고 있다(**표Ⅱ-15, 그림Ⅱ-22**).

추가 분비 보충

● 속효성 인슐린 제제

주요 약제: 휴물린-R

속효성 인슐린은 사람의 체내에서 생산되는 인슐린과 같은 아미노산 배열을 갖는 인슐린이다. 구조적으로 가장 생리적인 인슐린이지만, 제제 내에서 6량체를 형성해 피하주사하여 흡수에 시간을 필요로 한다. 이 때문에, 식사 30분 전에 투여한다. 또 생체 내에서의 동태도 정상인의 식후 인슐린 분비와 달라 피하 주사 후 효과 발현이나 피크가 지연되거나 반대로 효과가 지연되는 경향이 있다.

병원에서 정맥주사나 점적에 인슐린을 투여하는 경우 속효성 인슐린을 사용한다.

● 초속효성 인슐린 제제

주요 약제: 휴마로그, 노보래피드, 애피드라

속효성 인슐린의 결점을 극복하기 위해 개발된 것이 초속효성 인슐린이다. 이것은 인슐린 분자의 아미노산 일부를 바꾸어 흡수 시간이 짧고, 작용 피크가 높고, 지속시간이 짧은, 인슐린 아날로그이다. NOTE 1

기초 분비 보충

● 중간형 인슐린 제제

주요 약제: 휴물린-N

중간형 인슐린은 인슐린과 프로타민을 혼합

피하주사와 정맥주사는 인슐린 효과 발현이 다르다.

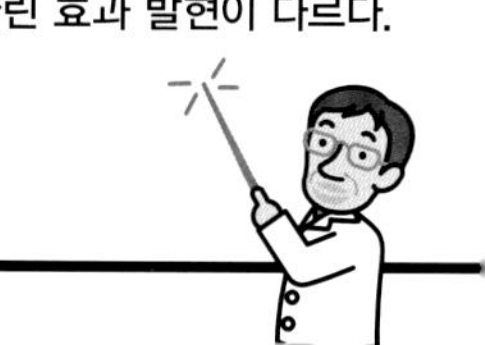

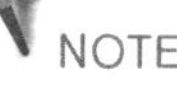

NOTE

▶1 인슐린 아날로그
인슐린 유사체

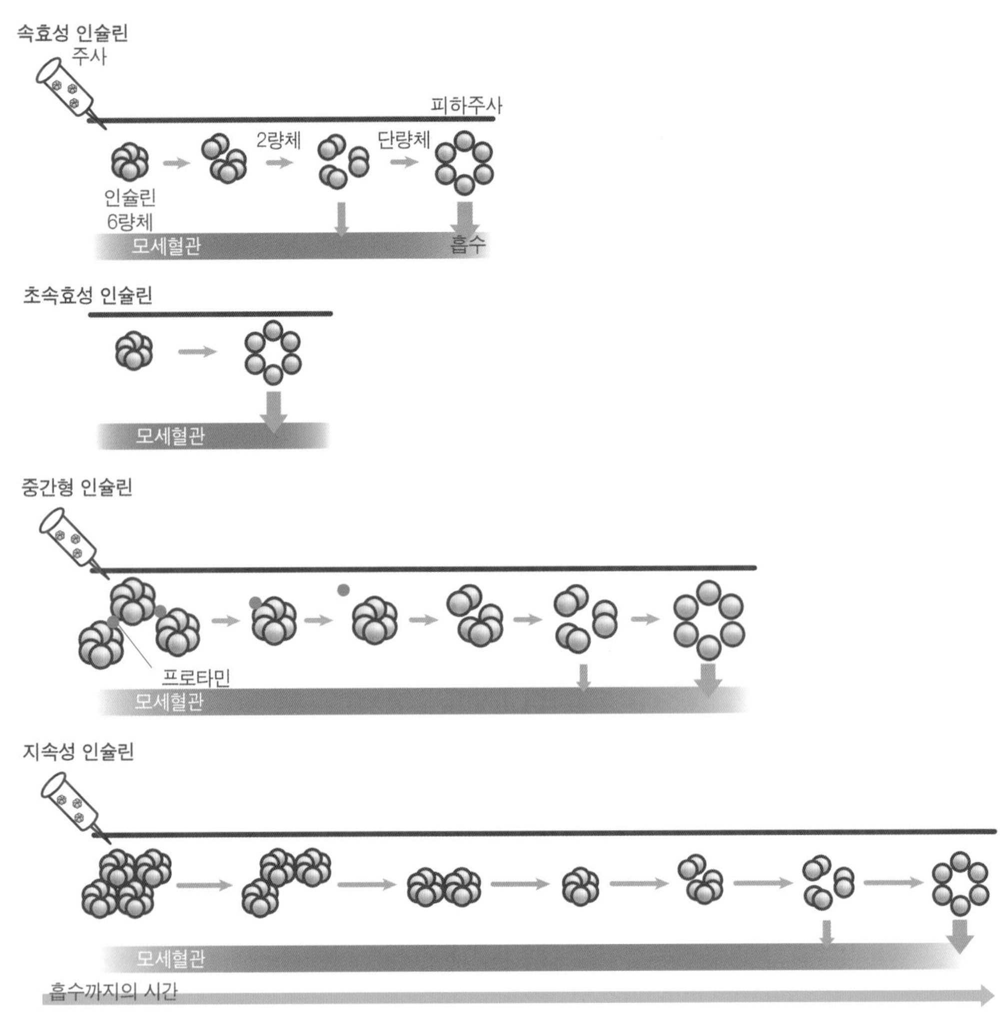

그림 II-22 인슐린 제제의 구조와 지속 효과

해 인슐린을 결정화시킨 것이다. 이 현탁액을 피하에 주사하면 인슐린 흡수가 늦어져, 작용 지속 시간이 길어진다. 제제에 흰 침전물이 있는 것이 특징이다.

● 지속성 인슐린 아날로그 제제

주요 약제: 란투스, 디터머

중간형 인슐린은 인슐린 기초 분비를 24시간 커버하기에 불충분하고, 작용 피크가 있다. 따라서 저혈당을 일으키기 쉬운 단점이 있다. 여기서 등장한 것이 인스린 글라진과 인슐린 디터머이다. 모두 아미노산 배열의 일부를 변화시켜 흡수를 늦추어 작용이 지속된다.

기초 분비와 추가 분비 보충

● **혼합형 인슐린 제제**

주요 약제: 노보렛, 휴물린

혼합형 인슐린은 작용이 다른 인슐린 제제가 미리 정해진 비율로 혼합되어 있는 것이다. 사람 인슐린을 베이스로 한 것과 인슐린 아날로그를 베이스로 한 것의 2 종류가 있다.

인슐린 종류와 혼합 비율에 따라 효과의 패턴이나 지속시간이 바뀌므로, 어느 인슐린이 어느 비율로 혼합되어 있는지 확인하여 사용한다.

인슐린 치료의 실제

인슐린 치료는 당뇨병이 생기기 전의 생리적 인슐린 분비를 가능한 재현하려는 것이 목표이다. 실제 생활에서 인슐린의 필요량·필요한 시간대는 개인차가 있으므로, 앞에서 설명한대로 인슐린 제제나 경구제를 조합하여 개개인의 생활에 맞은 인슐린 치료를 구성할 필요가 있다(**그림 II-23**). 지속성 인슐린(또는 중간형 인슐린)+초속효성 인슐린(또는 속효성 인슐린)으로 구성된 강화 인슐린 요법은, 1형과 2형을 불문하고 생리적 인슐린 분비를 재현하기 쉬운 방법이다.

그러나 개개인의 인슐린 분비능이나 생활 상황을 감안하여, 혼합형 인슐린 1일 2회 또는 3회 주사(다른 혼합형 제제로 조합하기도 한다), 초속효성 인슐린과 혼합형 인슐린, 경구 혈당 강하제와 지속성 인슐린, 경구 혈당 강하제와 초속효성 인슐린 등 다양한 조합도 행해지고 있다.

복잡하고, 혼란스러울지 모르지만, 각각의 인슐린 제제 특징과 생리적 인슐린 분비(기초 분비와 추가 분비), 그리고 환자의 생활 상황을 고려하는 것이 항상 기본이 된다.

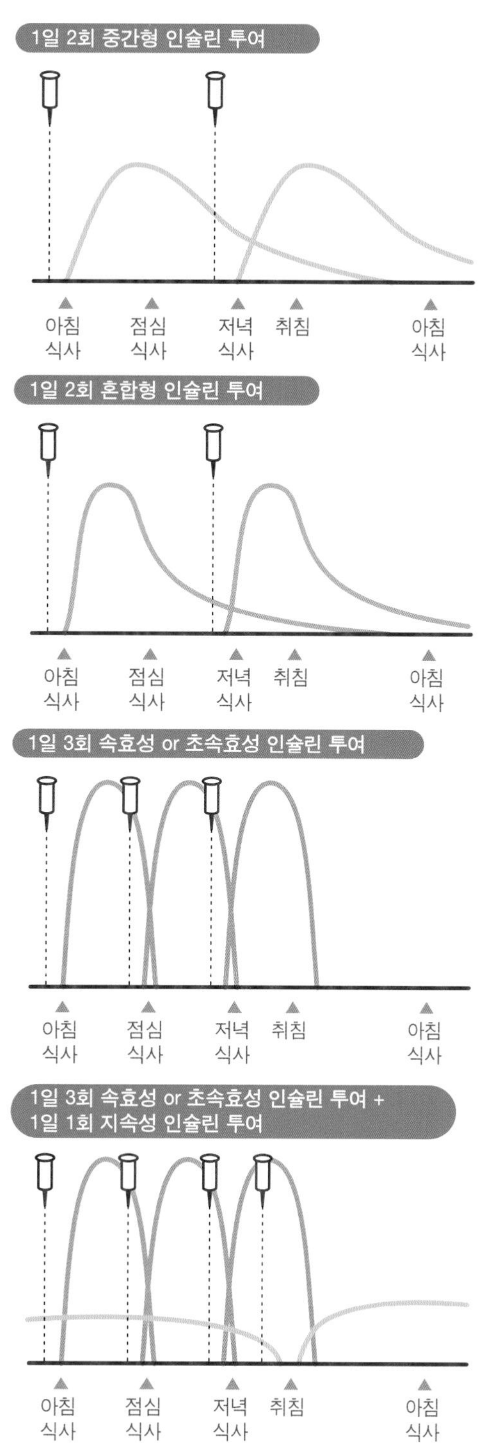

그림 II-23 **인슐린 주사의 방법과 효과**

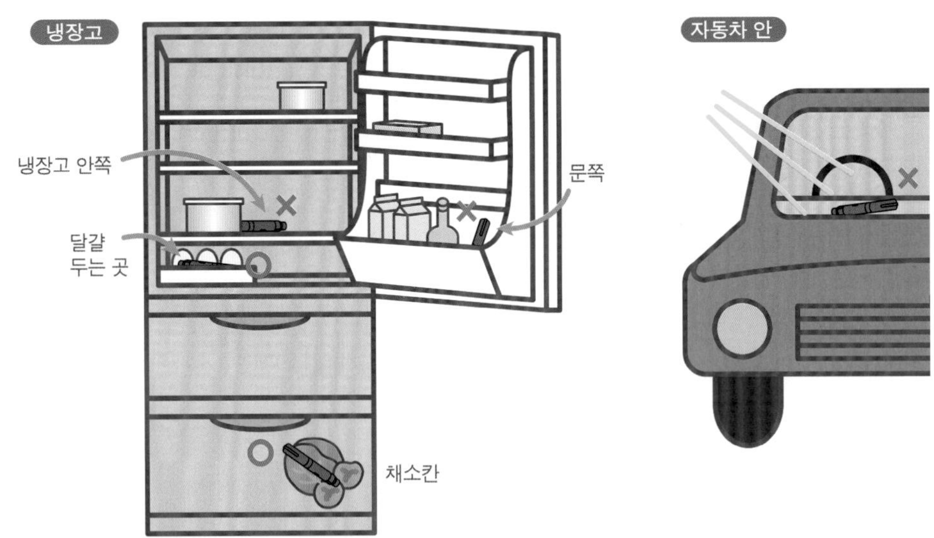

그림 II-24 인슐린 제제의 보관 장소

펜형 인슐린 주사 방법과 주의점

인슐린 주사 방법은 인슐린 종류에 따라 다르다. 인슐린 주사 펜에도 사용후 버리는 것과 카트리지 교환식이 있으며, 기구마다 취급 방법이 달라 사용 설명서를 잘 확인한다.

각각의 테크닉을 어떻게 시행하는지 설명하여 환자가 올바른 방법을 익히도록 하는 것이 중요하다.

인슐린 제제의 취급

● **구별법**

인슐린 제제는 종류에 따라 색깔이 다르므로 색에 따라 제제를 식별할 수 있다.

인슐린 제제의 종류는, 가능하면 환자뿐 아니라 중요 인물인 가족에게도 알려둘 필요가 있다.

● **보관 방법(그림 II-24)**

사용 중인 인슐린 제제는 실온에 보관하고, 미사용인 것은 냉장고(4℃)에 보관하는 것이 원칙이다. 냉동고에는 절대로 보관하지 않는다. 냉장고 안에서도 냉기 송풍구 근처에서는 동결 우려가 있어 달걀이나 버터를 두는 곳 또는 채소실 등에 둔다.

직사 광선이 닿는 장소나 고온이 되는 장소는 인슐린 제제가 변성될 우려가 있다. 자동차의 차 안은 여름에 대단히 고온이 되고, 겨울에 저온이 되므로, 직사 광선이 닿지 않더라도 차 안에 두지 않도록 교육한다.

주사 시간

인슐린 제제의 종류에 따라 주사 시간이 다르다. 저혈당 혼수의 원인으로 가장 많은 것은 '인슐린 주사한 후 식사를 하지 않았다' 이며, 이것은 권고한 주사 시간만 지키면 예방 가능한다.

그러나, 외식, 여행, 명절 등의 특별한 일정에서는 평소 시간에 인슐린 주사를 시행하기 불가능할 수 있다. 이런 경우의 대처법을 주치의에 확인하며, 의료인 사이에 대처법을 통일해 두는 것도 중요하다.

주사 부위 (그림 Ⅱ-25)

인슐린 주사는 복벽, 어깨·상완, 엉덩이, 대퇴의 순서로 흡수가 빠르다고 알려져 있다. 보통 흡수가 가장 안정된 복벽 주사가 권고된다.

●주사 장소를 바꾸어 주사한다.

같은 부위에만 주사하지 않고 매번 2~3 cm 간격을 두는 것이 중요하다. 같은 장소에만 주사하면 피하 지방 위축이나 경결이 생기고 인슐린 흡수가 나빠져 혈당 조절이 흐트러지는 경우가 있다.

개중에 통증이 적은 피부가 단단한 부위에 주사하는 것을 좋아하는 사람도 있기 때문에 가끔 인슐린 주사 부위를 체크해야 한다.

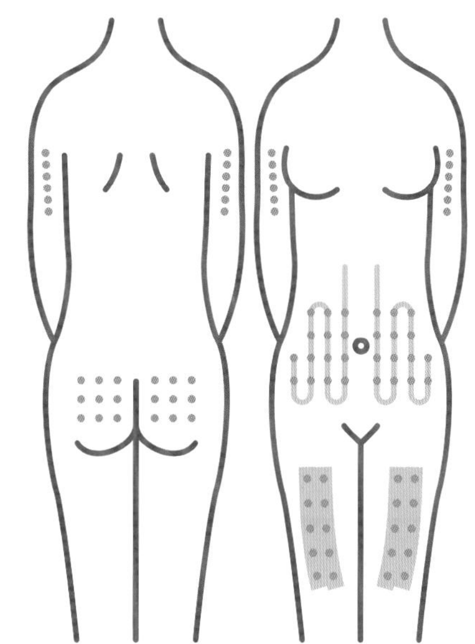

그림Ⅱ-25 인슐린 주사 부위

인슐린을 잘 섞어줌 (그림 Ⅱ-26)

인슐린에는 투명한 제제와 혼탁한 제제가 있다. 중간형 인슐린이나 혼합 제제는 결정화된 인슐린과 용해된 속효성(또는 초속효성) 성분을 올바른 방법으로 잘 섞지 않으면 인슐린 혼합 비율이 달라진다.

인슐린을 섞는 방법은 인슐린 펜을 잘 흔드는 것이다.

미리 눌러보기 (그림 Ⅱ-27)

인슐린 펜에 바늘을 달고 피하 주사 전 미리 눌러 본다. 펜 안의 공기를 뽑거나 바늘이 정상적으로 부착되어 있는지 확인하기 위해서이다.

주사 방법과 뒷정리

●10초간은 그대로(그림 2-28)

최근 사용하는 주사바늘은 가늘어 주사기의 피스톤을 누른 후에도 당분간 인슐린이 계속 나온다. 따라서 곧바로 주사바늘을 뽑으면, 인슐린이 체내로 들어가지 않고, 바늘에서 빠져 나온다. 피스톤을 누르고 약 10초간 바늘을 그대로 둔다.

●주사바늘은 반드시 제거한다

인슐린 주사 후 주사바늘을 제거한다. 바늘을 붙인 채 두면 펜 안으로 공기가 들어가 정확한 단위를 주입할 수 없다.

기타 주의점

바늘을 찔렀지만 피스톤을 누르지 않는 등 사용법이 잘못되면 혈당이 내려가지 않는 경우도 있다. 예상에 비해 인슐린의 효과가 나타나지 않으면 주사 방법 숙지 여부를 확인한다.

바늘 불량품도 있으므로, 외출 등에서 예비 바늘을 지참하는 편이 좋다는 것도 설명해 둔다.

❶ 캡을 벗긴다

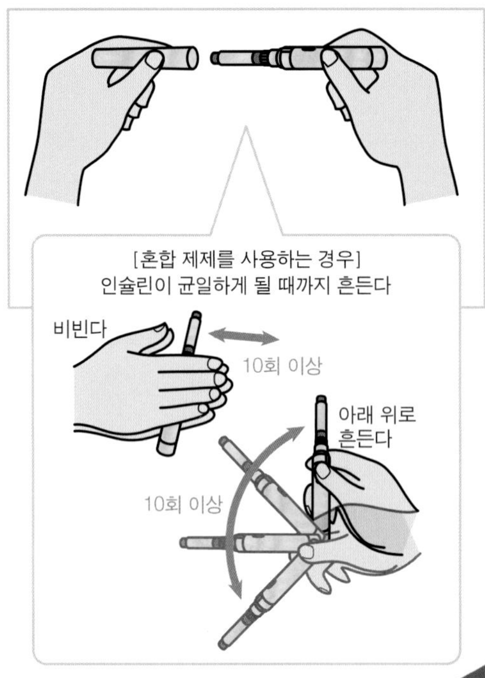

❷ 고무마개를 알코올 솜으로 닦는다

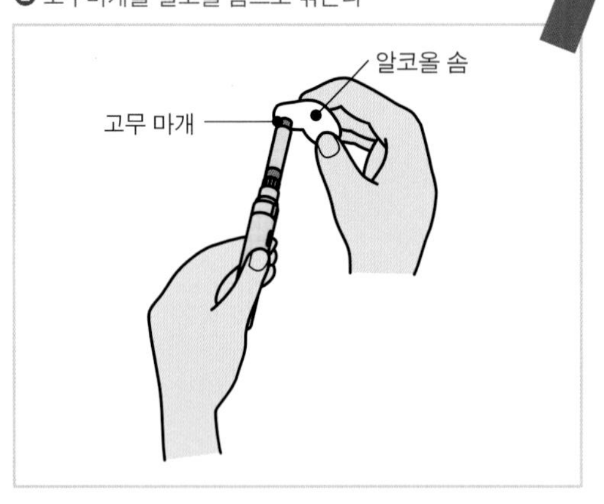

❸ 주사바늘의 보호막을 뗀다

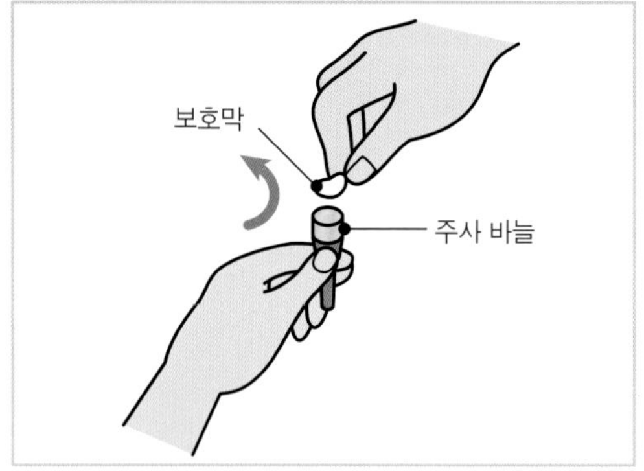

❹ 주사바늘 케이스를 인슐린 펜에 대고 멈출 때까지 돌린다

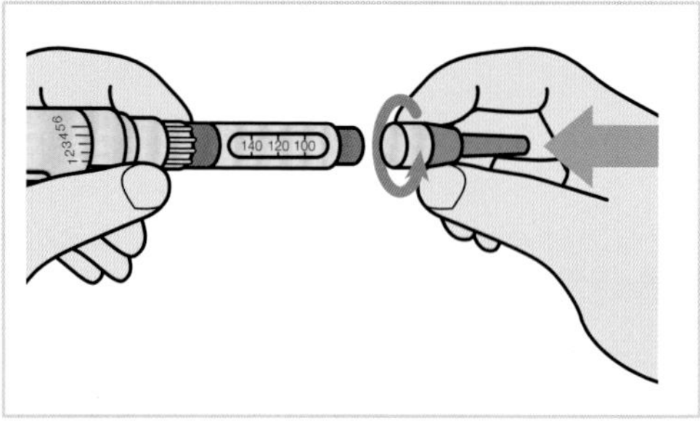

❺ 바늘 케이스와 바늘 캡을 벗긴다

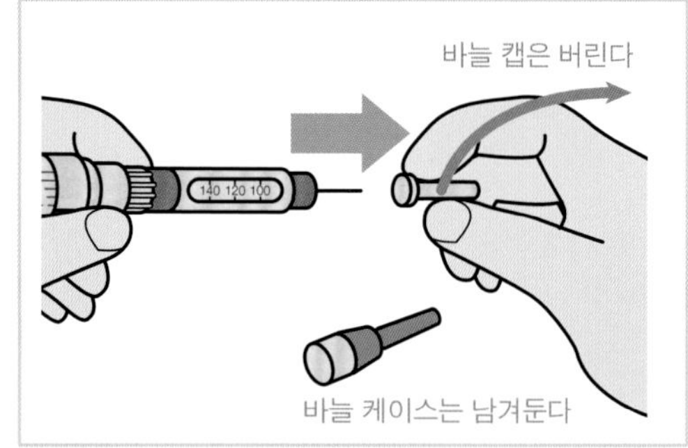

그림Ⅱ-26 인슐린 주사 순서-준비

❶ 단위 맞추기

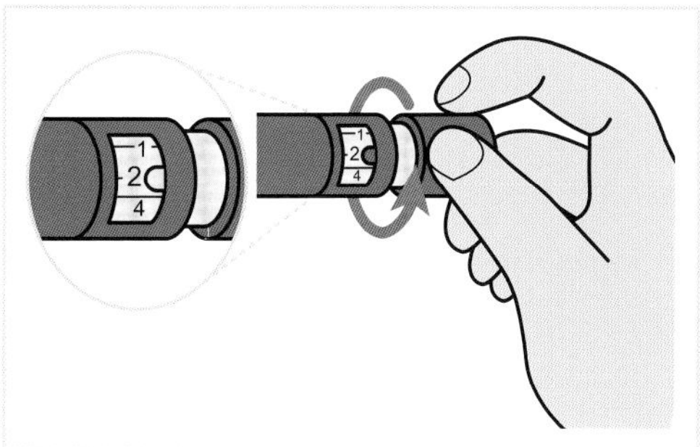

❷ 가볍게 두드려 공기를 위로 모은다

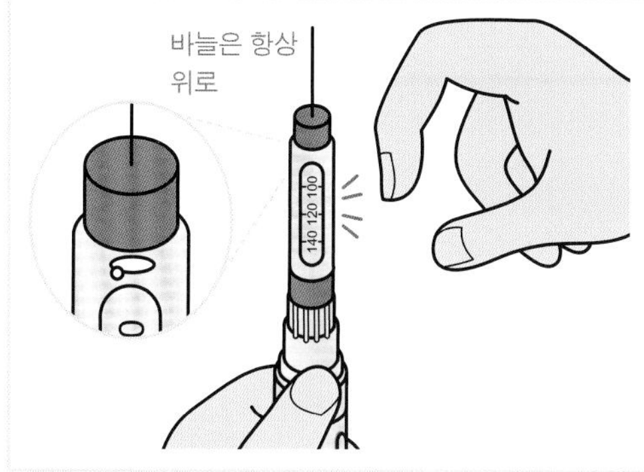

❸ 단위 설정 다이얼을 밀어 인슐린 흐름이 멈출 때 까지 계속 누른다

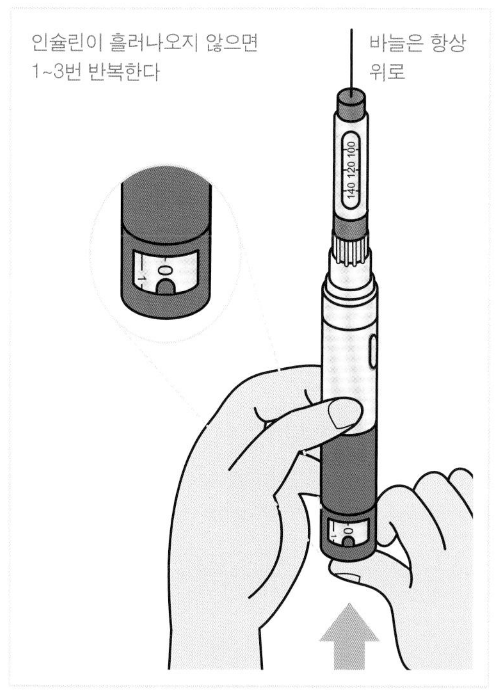

그림Ⅱ-27 인슐린 주사 순서-공기 빼기

❶지시받은 단위에 맞춘다

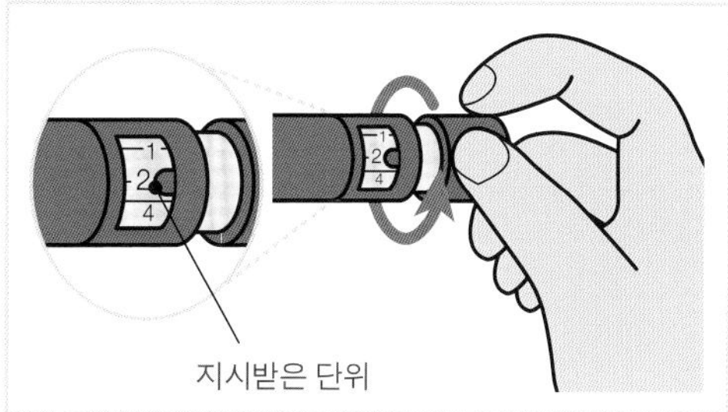

❷주사 장소를 소독한다

❸주사한다

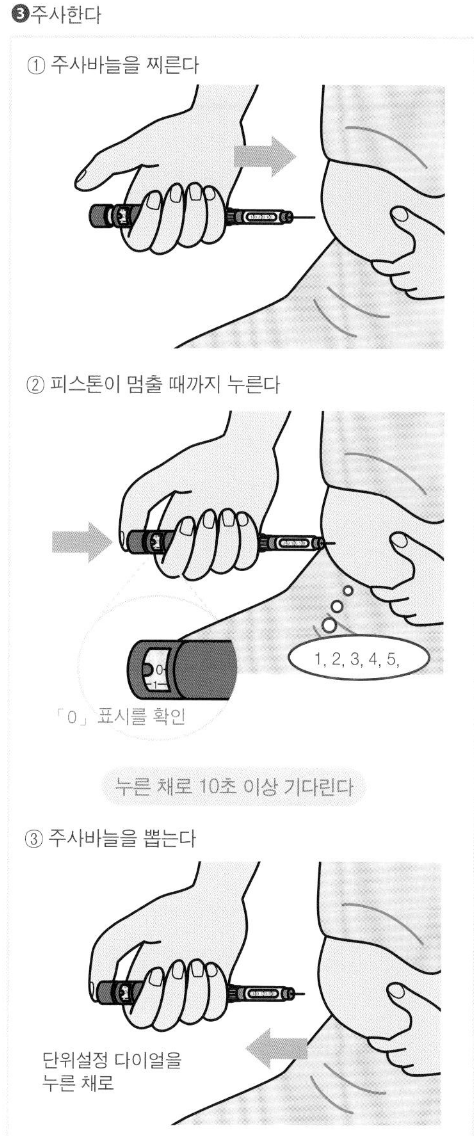

그림Ⅱ-28 인슐린 주사의 실제

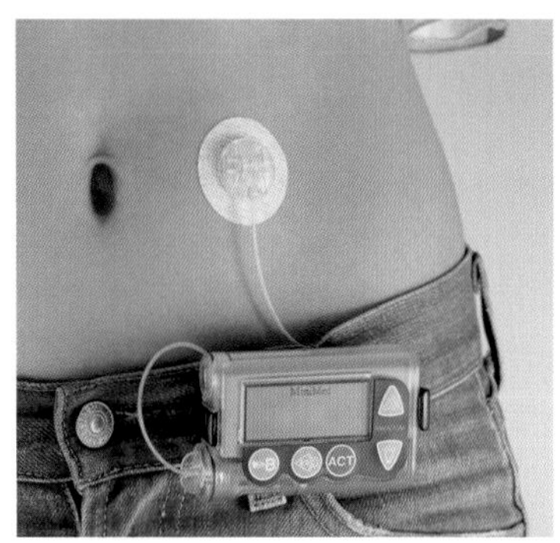

그림Ⅱ-29 **지속 피하 인슐린 주입기**

지속 피하 인슐린 주입(CSII) 요법

인슐린 치료에는 펜형 주사 이외에, 지속 주입 펌프를 이용한 지속 피하 인슐린 주입(continuous subcutaneous insuln infusion, CSII) 요법이 있다(**그림Ⅱ-29**).

● **초속효성 인슐린 제제를 24시간 주입**

인슐린 펌프는 24시간 지속적으로 인슐린을 주입하는 휴대형 기기이며, 휴대 전화 정도의 크기이다. 가는 튜브를 피하에 유치하는 캐뉼러를 통해 인슐린을 주입한다.

사용하는 인슐린은 가는 튜브가 잘 막히지 않는 초속효성 인슐린 제제이다.

● **주입량의 변경은 자유자재**

주입하는 기초 인슐린 양은 시간에 따라 세밀한 변경이 가능하며, 예를 들어 심야 0시부터 3시까지는 적게 하고, 혈당이 자연히 상승되는 3시 이후부터는 자동적으로 인슐린량이 증가되도록 조정이 가능하다. 식사할 때는 인슐린 펌프의 버튼을 이용해 추가 인슐린 주입(볼루스 투여)을 시행한다.

인슐린 양의 조정

당뇨병의 타입과 그 때의 상태에 의해 인슐린 양의 결정 방법과 조정법이 바뀐다. 기본적으로는 주치의의 지시에 따라 환자가 그 지시를 올바르게 실천할 수 있도록 교육하는 것이 기본이다. 그러나 주치의에게 연락이 닿지 않거나, 시급히 인슐린 양 변경이 필요한 경우도 있을 것이다. 그런 경우에 대비하여 인슐린 조절의 기초 방법을 알아둘 필요가 있다.

책임 인슐린에 대해 아는 방법

● **혈당이 올라간 것은 언제 주사한 인슐린?**

보통 인슐린 주사는 지금부터 상승하려는 혈당을 저하시키기 위해 놓는다. 식전 혈당이 100 mg/dL이어도, 항상 식후 혈당이 250 mg/dL까지 올라가면 식후 혈당을 정확히 정상으로 저하시키기에 충분한 인슐린을 식전에 주사 할 필요가 있다(예를 들어, 초속효성 인슐린 식전 6단위 등). 이 인슐린을 '식후 혈당에 대한 책임 인슐린' 이라고 한다(**그림Ⅱ-30**).

● **저혈당 예방에도**

식사량이 안정되어 저혈당이 일어나는 패턴이 되면, 혈당을 보고 당황하여 인슐린 양을 조절하는 것이 아니라 책임 인슐린을 조절하는 것이 기본이다.

일상생활에서 주의점

아픈 날의 돌보기

아픈 날에는 인슐린 필요량이 변화할 뿐 아니라, 식사를 전혀 섭취할 수 없는 경우가 있다(p 101 참조).

● **자신의 판단에 의지하지 않는다**

1형 당뇨병이나 인슐린 의존 상태에서는 인슐

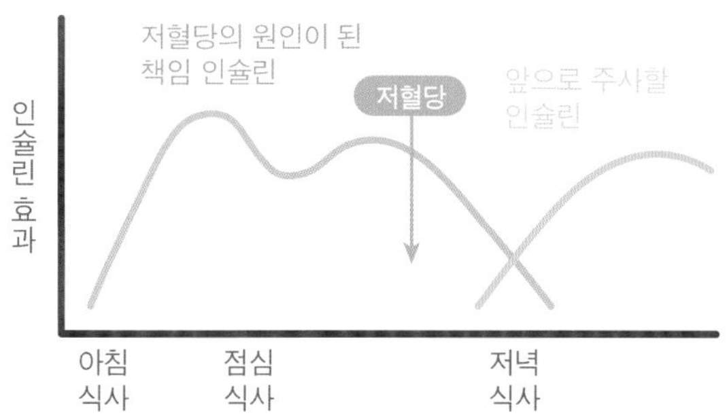

저혈당에 대응(포도당을 섭취하는 저녁 인슐린 주사는 식후에 실시하지 않는다)하고 책임 인슐린인 아침의 혼합형 인슐린을 감량한다. 이렇게 하지 않으면 다음날도 같은 시간에 저혈당을 일으킬 가능성이 있다.

그림Ⅱ-30 **혼합형 인슐린을 아침과 저녁 2회 주사하여 저녁 식사 전에 저혈당이 일어난 경우**

린을 중지하면, 당뇨병 케토산증으로 혼수가 되기도 한다. 사전에 이런 경우의 대책을 주치의에게 알아둘 필요가 있다.

● 식사를 안했을 때 인슐린은?

아픈 날에는 충분한 수분 섭취와, 먹을 수 있는 소화가 잘되는 식품을 섭취하도록 생각하고, 식사를 섭취하지 않아도 인슐린을 식후에 주사하도록 교육한다. 식후에 주사하는 인슐린 양을 주치의에게 상의한다.

아무래도 식사를 할 수 없는 경우나, 혈당 측정에서 350 mg/dL 이상의 고혈당이 계속되면 즉시 병원에서 진료하여 입원 치료하는 것이 원칙이다.

저혈당에 대한 충분한 대책을

저혈당에 의한 혼수는 인슐린에 의해 일어나는 경우가 가장 많으며, 또 인슐린 주사를 정확히 하고 있어도 생기는 일이 있으므로, 충분한 대책이 필요하다.

저혈당 유발 요인을 줄이기 위해, 식사를 섭취할 수 없는 경우 인슐린 주사를 식후에 하고, 평소보다 운동량이 많아지는 경우(휴일의 골프나 등산 등)에는 미리 인슐린을 감량하는 등의 대응이 필요하다. 자동차 운전이나 위험한 작업에 종사하는 경우에는 평상시 이상으로 저혈당에 주의해, 손이 닿는데 포도당을 놓아두도록 한다. 초콜릿이나 엿은 용해와 흡수에 시간이 걸리므로 피한다. 최근에는 포도당 정제를 약국에서 구입할 수 있으며, 휴대하기 쉽기 때문에 어떤 경우에도 편리하게 쓸 수 있다. 저혈당시에는 10~ 20 g의 포도당 섭취를 권고한다.

여행시의 돌보기

여행 중에는 식사량이 증가하며, 한편으로 걷는 양도 보통보다 증가하거나 식사 시간이 일상과 다르고, 인슐린 주사를 맞는 장소을 찾기 어려운 등, 많은 문제가 생길 가능성이 있다. 또 필요한 물품을 잊어 인슐린 주사를 시행할 수 없는 사태도 있을 수 있다.

교통기관으로 이동하는 경우에, 가방 속의 즉시 꺼낼 수 있는 곳에 포도당을 넣어 둔다. 또 비행기에 탑승할 때 인슐린은 수화물로 반입하고, 해외 여행 시에는 당뇨병 치료 중인 것을 기재한 영문 카드(**그림Ⅱ-31**)을 지참하는 게 좋다.

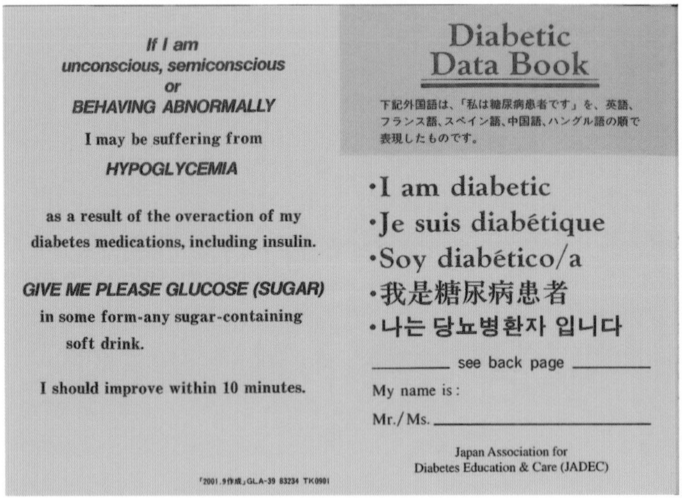

If I am
unconscious, semiconscious
or
BEHAVING ABNORMALLY
I may be suffering from
HYPOGLYCEMIA

as a result of the overaction of my diabetes medications, including insulin.

GIVE ME PLEASE GLUCOSE (SUGAR)
in some form-any sugar-containing soft drink.

I should improve within 10 minutes.

「2001.9作成」GLA-39 83234 TK0901

Diabetic
Data Book

下記外国語は、「私は糖尿病患者です」を、英語、フランス語、スペイン語、中国語、ハングル語の順で表現したものです。

- I am diabetic
- Je suis diabétique
- Soy diabético/a
- 我是糖尿病患者
- 나는 당뇨병환자 입니다

______ see back page ______

My name is :

Mr./Ms. ____________

Japan Association for
Diabetes Education & Care (JADEC)

그림 II-31 당뇨병 환자를 위한 해외 여행 휴대용 카드

Column 환자의 복약 계속을 향상하기 위한 고려 – compliance와 adherence의 차이

당뇨병 환자의 약 반수는, 치료에 대한 스트레스나 불안을 느끼고 있어 복약 지속률이 결코 높지 않다. 과거에 의료는 "의사의 지시에 환자가 어느 정도 따를까"라는 compliance 개념으로 평가했다. 예를 들어, 환자가 "제대로 약을 복용한다"를 "compliance가 좋다"라고 표현하였으나, 최근에는 "adherence"라는 말로 바뀌고 있다.

adherence는 직역하면 집착이라는 의미이지만, 그 의미는 환자 자신이 적극적으로 치료 방침 결정에 참가해, 그 결정에 따라 치료받는다는 생각이다(**그림 E**). adherence는 치료 내용, 환자쪽 요인, 의료인쪽 인자, 환자·의료인의 상호 관계라는 점에서 compliance와 크게 차이가 난다. 복약 adherence를 좋게 유지하기 위해서는, 환자에게 실제 가능한 치료법인가, 복약을 방해하는 요인은 무엇인가, 그것을 해결하기 위한 대책 등을 의료인이 환자와 함께 생각하여 결정할 필요가 있다(**그림 F**).

WHO(세계 보건기구)에서도, "compliance가 아니라 adherence를 고려한 방향으로 추진"하는 방향성을 제시하고 있다.

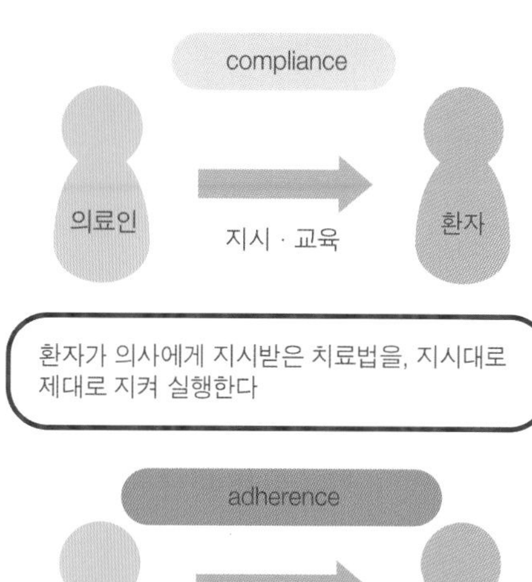

그림E compliance와 adherence의 차이 문헌1)

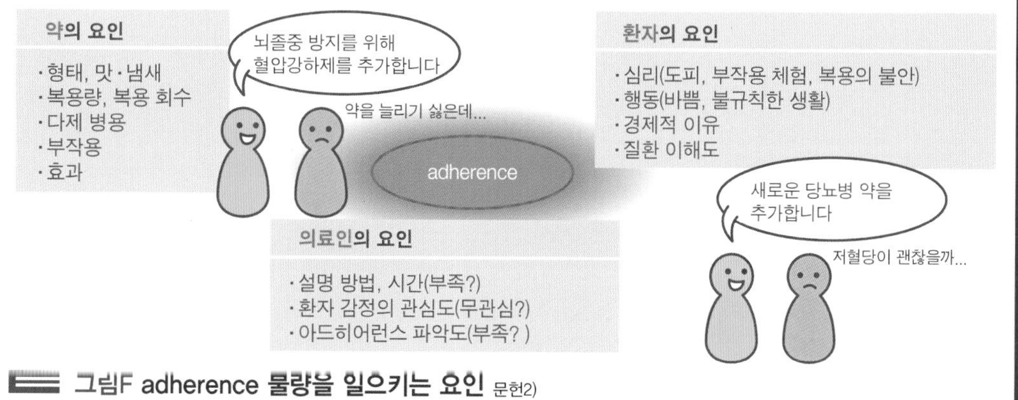

그림F adherence 불량을 일으키는 요인 문헌2)

<문헌>
1) 일본 약학회: 약학 용어 해설 http://www.pharm.or.jp/hotnews/archives/2005/11/post_160.html
2) [illegible]. 컴플라이언스에서 아드히어런스로. 약사 50:373-376,2008

6 생애주기별 일상생활의 돌보기

소아 환자 돌보기

당뇨병은 평생 더불어 살아가야하는 만성 질환이며, 치료 행동과 생활을 타협할 필요가 있다. 소아기에 당뇨병을 앓고 있다면 성장·발달 과정상의 문제를 심신 모두에서 지원할 필요가 있다.

소아 1형 당뇨병의 성장 발달 과정의 특징과 지원

부모는 앞이 보이지 않는 막연한 불안이나, 자신들의 양육에 문제가 있었다고 책임을 느끼는 경우도 있다. 부모의 동요가 아이의 심리에 영향을 주므로, 이런 부모의 생각을 들어주고, 충분히 받아들여 당뇨병이 발생된 책임이 부모에게 없으며, 당뇨병이 있어도 건강한 아이처럼 생활할 수 있다는 것을 전한다.

학동기 고학년부터 사춘기에는 당뇨병 발생에 의한 심리적 영향이 커서, 환아의 심리적 지원이 중요하다. 소아기에는 합병증 위험성을 너무 강조하여 불안이 증가되지 않도록 해야 한다.

유아기

엄마는 가사나 육아에 더해 식사에 대한 걱정이나 주사·혈당 측정, 저혈당의 배려 등으로 바쁘게 된다. 작은 아이에게 바늘을 찌른다는 저항감도 있다. 인슐린 주사에서 "OO군, 이 주사를 맞으면 밥을 맛있게 먹을 수 있고, 힘이 나지" 라고 긍정적 이미지로 이야기하며, 엄마도 아이의 성장에 따라 합당하게 말하여 환아가 병을 이해하도록 지원한다. 아이의 성장에 따라 엄마가 대신 해주던 치료 행동을 조금씩 자기 관리로 이끌어 가지 않으면 안 되기 때문에 아빠나 할머니, 할아버지의 지원이 도움이 되며 가족 모두의 지원이 필요하다.

유아기에는 저혈당이 일어나도 증상을 호소하지 못한다. 기분이나 안색, 동작 등으로 예상하여 혈당을 측정하는 것이 중요하다. 식욕이나, 식사에 대한 호감도가 혈당 조절에 영향을 주므로, 이유식에서부터 좋고 싫음이 없이 즐겁게 식사할 수 있도록 해야 한다.

학동기(저학년 · 고학년)

학동기는 자기 관리를 부모로부터 환아에게 이행하는 시기이다. 진단 직후에는 환아가 할 수 있다고 생각하는 것부터 시작하면 좋다. 저학년에서는 질환을 올바르게 이해하기 어렵기 때문에 알기 쉬운 그림을 이용해 인슐린 치료의 필요성을 이해할 수 있게 한다. 인슐린을 주사하고, 필요할 때 혈당을 측정할 수 있으면 지금까지와 다른지 않은 생활을 할 수 있다고 편안하고 웃는 얼굴로 알기 쉽게 이야기하면 좋을 것이다.

고학년에서는, 혼합 제제의 2회 주사에서 3~4회 주사로 바꾸는 경우가 많아, 학교에서 자가 주사를 할 수 있도록 해야 한다.

● 당뇨 캠프의 활용

소아 당뇨 캠프에서, 같은 병이 있는 아이들과 만나서, 다른 아이의 자기 관리 모습에 자극을 받아 치료 행동을 가질 수 있게 된다. 환아가 스스로 할 수 있도록 되면 그 노력을 인정해 칭찬해 준다.

또 질환에 대해 알기 쉬운 설명을 들으면 충분히 이해할 수 있게 된다. 생활 상황(클럽 활동, 체육 시간대 등)을 자세히 들어 혈당 변화를 함께 보고, 저혈당을 일으키기 쉬운 시간대를 확인하여 인슐린량이나 보충식에 대해 함께 생각하면 좋다.

● 학교에서 인슐린 주사

속효성 인슐린은 오전 수업을 끝내고 양호실에서 인슐린을 맞아도 충분한 여유가 있으나, 초속효성 인슐린 제제는 인슐린 작용 발현 시간이 10~20분으로 빨라 식사 준비에 시간이 걸리면 저혈당을 일으키는 경우도 있다. 따라서 학교의 급식 전후 상황을 확인해 어디서 어떤 타이밍에 인슐린을 주사할지 함께 생각한다. 때로 급식 직후 주사가 안전한 경우도 있다.

● 학교 급식과 식사 요법

급식에서 특별히 식사를 제한할 필요는 없다. 모두 같은 것을 같이 먹어도 좋으며, 오히려 식사를 즐겁게 남기지 않고 먹는 것이 중요하다고 알려 준다. 학교에서 혈당 측정이 무리이면 강요하지 않는다. 그 대신, 집에서 저녁 식사 전에 혈당을 측정하여 그 값의 의미를 생각해 보도록 이야기 한다.

저혈당 대책과 돌보기

저혈당을 방치하면 저혈당 혼수를 일으킬 가능성도 있으므로 긴급 대처가 필요하다. 이것을 환아가 확실히 인식하여 행동할 필요가 있다. 또 어떤 때 저혈당이 일어나는지 함께 생각해 일어날 것 같은 시간대를 알아 예방하는 것도 중요하다.

저혈당 예방 대책은, 책임 인슐린량 감소 방법과 미리 보충식을 먹는 방법이 있으며, 환아가 어떤 상황에서 어려움을 겪는지 확인하여 의사와 함께 대응책을 검토한다.

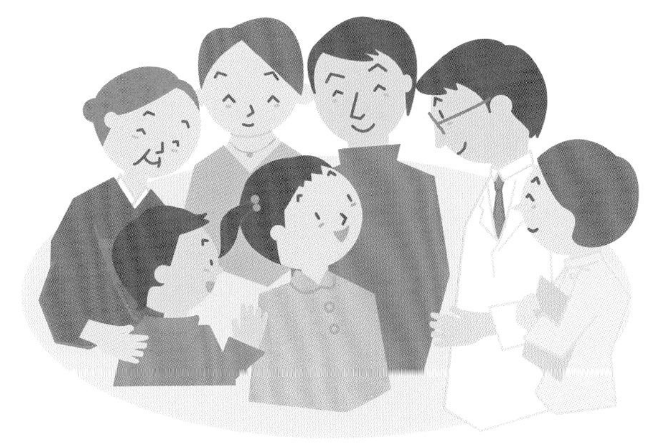

NOTE

▶1 격렬한 운동 후에 발생하는 야간 저혈당

운동시에 일어나는 저혈당 이외에, 낮동안 심한 운동으로 근육이나 간에 축적되어 있던 글리코겐이 소비되어 밤동안 저혈당이 일어나는 경우가 있다.

사춘기

2차 성징이 나타나는 시기이며, 호르몬 분비가 활발해져 인슐린 작용이 나빠진다. 또 성장을 위하여 식욕도 증가한다. 사춘기는 일생 동안에 인슐린이 가장 필요한 시기이며, 혈당 상승에 따라 인슐린 량이 증가해 가므로, 이런 사정을 환아가 이해할 필요가 있다.

●동아리 활동과 혈당치

동아리 활동으로 심하게 근육을 움직이면 저혈당을 일으키기 쉽기 때문에 보충식이나 포도당이 있는 이온음료를 적절한 간격으로 섭취할 수 있으면 좋다. 심한 운동시 일어나는 야간 저혈당(NOTE 1)에는 자기전에 보충식이 필요하다. 당질은 지속시간이 짧기 때문에 단백질도 같이 섭취하며, 각각 1단위 정도를 기준으로, 아침 혈당이 목표치가 될 정도로 조정할 수 있으면 좋다.

2형 당뇨병 환아의 돌보기

2형 당뇨병 환아에는, 유전·생활 습관 등 다양한 요소가 얽혀 있다. 지금까지 소아에 사용할 수 있는 약제는 인슐린만이었으나, 일본에서는 최근 아마릴의 소아 사용이 허가되었다. 그러나 약제를 사용할 정도가 아닌 환아에서는 식사요법·운동 요법이 중요하다.

가장 중요한 것은 통원의 지속이다. 자각 증상이 없기 때문에 병식이 낮기 쉽지만, 통원을 계속하면 필요할 때 바로 지원해 줄 수 있다. 환아가 통원을 계속할 수 있도록, 언제나 웃는 얼굴로 맞이해 뭐든지 이야기할 수 있는 인간 관계를 만들어 두는 것이 중요하다.

증 례

A군을 처음 만났던 장면은, 진찰실에서 "1형 당뇨병으로 빨리 입원하지 않으면 생명이 위급한 상황이 된다" 라고 설득하는 의사, 옆에서 허둥대며 울고 있는 모친, 허공을 노려보고 있는 A군이었다. 이런 상태가 30분 이상이나 계속되자 내가 호출되었다.

상담실로 들어가보자, A군은 반항적인 태도로 게임을 시작하고 있었다. 여러 가지 생각이 떠올랐으나 그 중에서 "사실 감수성이 강해서 그렇지 어떻게 표현해야 좋을지 모르지?" 라는 생각을 A군에게 전하려고 했다. 그리고 이야기를 할 수 있을 때까지 기다리는데…, 한시간 정도 게임을 한 후 안절부절하기 시작했다. A군에게 "무슨 게임이지?" 라고 말을 건네자, 삼국지 대항 게임에 출전하고 싶어 입원하기 싫었으며, 입원하여 다른 환자와 같이 생활할 수 없다는 등의 불안을 토로하였다.

사춘기는 민감한 시기이며, 솔직히 자신의 기분을 표현할 수 없는 시기이다. 의료인은 대체로 치료 행동이나 혈당 조절에만 관심을 두기 쉽지만, 이야기하기 쉬운 사람, 무슨 일이 있으면 상담해 줄 수 있는 존재이어야 한다고 A군을 만나 다시 느꼈다.

<문헌>

1) 아오노 시게오: 1형 당뇨병과 걷는다. 소아의 치료 교육. 의학서원 2003
2) 우치가타야스고: 소아 당뇨병 캠프, 구김살없이 확실히 지원. 시비알, 2005
3) 일본 소아 내분비학회 당뇨병위원회: 소아 1형 당뇨병 가이드북, 환아와 그가족을 위해. 문광당 2007
4) 일본 당뇨병학회: 소아 · 사춘기 당뇨병 관리 매뉴얼. 난코우당, 2007

독신 환자 돌보기

최근 미혼이나 이혼, 지방 근무 증가에 의해 독신 생활이 증가하고 있다. 당뇨병 치료면에서 생각하면, 외식 중심 또는 불규칙한 생활로 약 복용을 잊어 혈당 조절이 잘 되지 않는 사람이 많다. 따라서 '독신 생활' 이라는 특징에 맞는 환자 돌보기가 필요하다.

식사 요법

독신에서는 외식이나 간편식(슈퍼마켓의 음식이나 편의점 도시락 등)이 중심이 되거나 근무 시간 연장으로 밤 늦게 식사하는 일이 많은 경향이 있다. 여기에서는 외식시 식사 계획에 대해 설명한다.

외식의 문제점

외식은, ①칼로리가 높고, ②맛을 내기 위해 설탕분이나 염분이 많으며, ③당질이나 지방질이 높고, ④채소가 적은 문제점이 있다.

외식 교육 요점

일이 많은 환자의 점심 식사는 외식이 되기 쉬우며, 이런 라이프스타일 자체를 변경하기 어렵지만, 먹는 방법 나름으로 식사를 개선할 수는 있다.

● 메뉴 선택 방법

외식의 메뉴에 당질, 단백질, 채소를 포함시키고 지방질이 적은 것을 선택하도록 교육한다. 추천되는 것은 '채소 쌈 정식' 같은 균형있는 식사이다. 덮밥이나 면류는 당질이 많은 반면 식이 섬유는 적은 특징이 있다. 면류는 염분이 많은 것도 문제이다. 외식 핸드북을 이용해 교육하면 효과적이다.

한끼 식사도 중요하지만 하루 전체의 식사 균형이 잡히도록 교육한다.

외식·도시락 메뉴 선택 요령

- 단품보다 밥, 반찬으로 구성된 정식 형태를 선택한다
- 면류에서는 채소가 충분히 들어간 야채탕면 등을 선택한다
- 중국 음식은 특히 기름이 많기 때문에, 스스로 음식을 택할 수 있을 때는 피한다

● 먹는 방법의 궁리

먹는 방법을 바꾸는 것도 하나의 방법이다. 빨리 먹지 않고 천천히 시간을 들여 식사하면 혈당이 서서히 올라간다. 식이 섬유를 먼저 먹으면 식후 혈당 상승을 억제할 수 있다.

외식의 대책과 돌보기

- 정식도 당질이 많기 때문에 밥이나 면의 양을 조절한다
- 간장·소스 등의 염분을 피해 요리에 직접 넣지 않는다
- 고명은 남긴다(당질, 지방질, 염분이 많다)
- 튀김은 피하거나 튀김 옷을 남긴다
- 정식의 스프나 면의 스프는 남긴다

외식에 지방질이나 염분이 많은 문제가 있으나, 조금만 생각하면 과잉 섭취를 억제할 수 있다.

● 음주

원칙적으로 금주가 바람직하지만, 업무상 거절할 수 없거나, 제한하기 어려운 사람도 있는 것

이 현실이다. 주치의와 상의하여 가능한 범위에서 절제하도록 교육한다. 일반적으로 허가되는 양은 2단위까지이다.

외식시 음주 대책

- 저칼로리나 무알코올 음료를 이용한다
- 우롱차를 엷게 타서 술처럼 만들어 마신다
- "차를 운전해야 한다" 등 주위의 권유를 능숙하게 거절할 수 있는 이유를 생각한다

운동 요법

일이 많은 사람은 바빠서 운동을 위한 시간을 내기 어렵다. 그러나 인슐린의 효과를 올려 혈당 조절을 개선하므로 운동은 중요한 치료이다. 바쁜 일상 생활에 무리를 주지 않으면서 운동할 수 있는 방법을 함께 찾아본다.

간단하게 할 수 있는 운동

- 통근 때 역까지 걷는다
- 계단을 이용하도록 노력한다
- 가까운 쇼핑은 걸어간다
- 걸을 때 빠른 걸음으로 한다
- 마루 청소 등의 가사를 늘린다
- 점심 시간에 10분이라도 시간을 내서 주변을 걷는다

약물 요법

독신자는 집에서 주의를 주는 사람이 아무도 없어 병의 관리가 느슨해지기 쉽다. 약 복용을 잊거나, 회식으로 술을 마시는 일이 많아 인슐린 주사 시간을 놓치거나, 거르는 환자도 자주 본다. 이러한 환자에서는, 복용 약이나 인슐린 작용에 대해 어느 정도 이해하는지 확인한다.

혈당 조절 불량인데 인슐린을 거르면 증상이 악화된다. 사전에 주치의와 식후 혈당에 맞춘 인슐린 주사량을 상의해 두는 것도 필요하다.

잊지 않기 위한 대책으로, 컴팩트하게 넣을 수 있는 인슐린 가방이나 양복 안 주머니에 약을 넣어 두거나 내복약을 1회분씩 포장하여 지갑에 넣어 휴대하는 방법 등을 교육한다.

야간형 생활자의 돌보기

신체 대사에는 일중 변동이 있어, 낮에는 대사가 높고, 밤에는 저하된다. 또 수면 중 자율 신경 균형이 정리되어 신체 조직이 회복되므로 밤의 수면은 당뇨병에서 중요한 생활습관이다. 그러나 "식사를 하지 않으면 혈당에 영향을 주지 않는다" 고 생각하여 밤샘하는 사람도 많다. 밤 휴식의 중요성이나, 밤 늦게 식사를 하는 경우에 평소보다 당질이나 지방질을 제한하여 혈당과 체중 관리에 조심하도록 교육한다.

치료 중단 방지를 위한 대책

한창 일하는 당뇨병 환자에서 치료 중단이 많은 경향이 있다. 혼잡한 병원에서 진료를 기다린다는 것은 부담이고, 평일에 진료가 어려운 경우도 많다. 약이 떨어져서 중단해도 고통 없이 생활할 수 있어 그대로 진료를 받지 않기 쉽다. 자각 증상을 느껴 재진할 때는 합병증이 꽤 진행된 경우가 많기 때문에 미리 치료 중단 예방에 대해

교육해 둔다.

2~3일이라도 쉴 수 있으면 교육 입원을 권하는 것도 한 방법이다. 당뇨병 교육이나, 당뇨병 식사 체험뿐 아니라, 바쁜 일상에서 멀어져 며칠간 천천히 자신을 되돌아 보아 심리적으로 좋은 변화가 일어나 치료 행동에 변화를 주는 경우도 있다.

독신자가 치료를 중단하지 않기 위한 돌보기

- 정기 통원의 필요성을 이해시킨다
- 집이나 직장에서 가까워 진료하기 편한 병원이 있으면 그 병원과 협진하는 방법을 제안한다(통원 의료기관의 변경)

정신적 지원이 중요하며, 영향력 있는 인물을 파악해 그 사람으로부터 적절한 협력을 얻을 수 있도록 개입하는 것도 치료 계속의 한 방법이다. 어려운 일이 있을 때 의료인에게 상의하며 신뢰 관계를 쌓아 올리는 것도 중요하다.

증 례

K씨(50대, 남성)

독신·회사원·2형 당뇨병(인슐린 요법 중)

9시에 출근 후, 점심 식사는 16시경에 동료와 중국 음식점에서 먹고, 계속해서 일하여 21시에 귀가하여 간식을 먹고 자는 생활이었다. 귀가 후 간식은 중단하고, 점심에는 채소·단백질·당질이 포함된 식사를 섭취하도록 교육했다.

환자는 간편하게 먹을 수 있는 오이 등을 섭취하게 되어, 그 후 간단히 만들 수 있는 생선찌개와 밥으로 식사를 바꾸었다. 또 인슐린 주사를 잊기 쉬워, 인슐린의 혈당에 대한 영향을 충분히 설명하여 인슐린 치료를 거르지 않게 되었다. 1년 경과 후 HbA1c가 개선되었다.

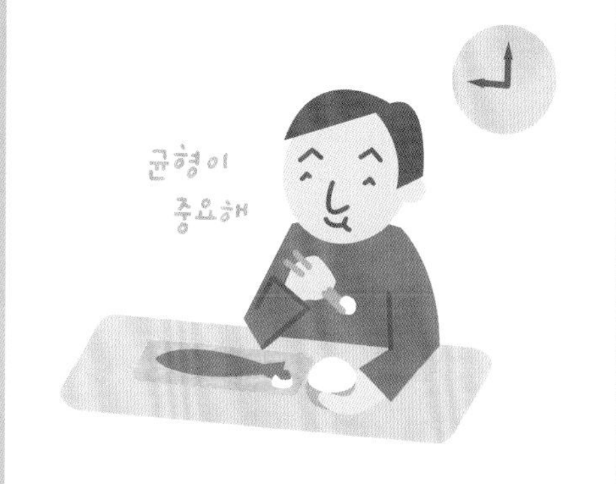

<문헌>

1) 아츠미 히토시: 당뇨병 치료 교육 핸드북. 난코우당, 2002
2) 카지누마 히로시: 당뇨병 치료 지도사를 위한 당뇨병 생활 교육 지침. 카나하라출판, 1998
3) 이토 에이이치: 환자의 질문에 답하는 외래 당뇨병 진료. 남산당, 2003
4) 일본 당뇨병 치료 지도사 인정 기구: 당뇨병 치료 지도사 시험 가이드북. 메디칼리뷰사, 2006

고령 환자 돌보기

최근 65세 이상 인구의 비율은 25%에 달하였고 계속 증가하고 있다. 고령에서 당뇨병 환자도 해마다 증가하고 있어, 향후 빠른 속도로 고령 당뇨병 인구가 증가할 것으로 예측된다.

식사 요법

고령자의 식사 요법이 잘 실천되지 않는 이유로, "오랜 세월의 식생활을 바꿀 수 없다", "아까워서 남길 수 없다" 등을 들 수 있다. 또 고령 당뇨병 환자 중에는 인지 기능이나 기억력이 저하되어 '식품교환표'를 이용한 식사 요법 실시가 어려운 경우가 자주 있다.

우선, 현재의 섭식 행동을 확인해, "앞으로, 무엇을 바꿀 수 있을까" 라는 시각에서, 환자와 함께 생각하는 것부터 시작한다. 여기서 식품교환표를 이용하지 않는 식사 교육에 대해 생각해본다.

외식하거나 음식을 모두 구입하는 경우

자취하지 않는 환자의 대부분은, 외식하거나 음식을 구입하여 먹고 있다. 외식이나 주식으로 흔히 선택하는 메뉴의 정보를 수집해, 칼로리나 다른 식품과의 균형을 설명하면 좋을 것이다. 또 메뉴의 능숙한 선택을 교육한다. 자세한 내용은 p 79을 참조한다.

혈압 강하제 중에는 식품에 의해 약의 효과가 약하게 되는 경우도 있어 NOTE 2 식사 교육 시에 복용하고 있는 약에도 주목하면 좋다.

자취할 수 있는 경우

식사 내용 정보를 수집해 보면, 생선이나 두부처럼 치우친 식사를 하는 경향이 있으므로, 환자의 취향을 확인하여 균형이 개선되도록 환자와 함께 생각한다.

사회적 자원의 활용

필요에 따라 음식 배달 서비스 같은 자원의 활용도 소개할 수 있다. 냉동 택배식은 고가이며, 얼마 안되면 싫증날 수 있어 1주에 몇 차례로 한정하여 이용하는 것도 좋다.

운동 요법

시작 전 주의점

고령자는 심폐기능 저하나 관절 변형 가능성이 있어, 협심증이나 관절염 등을 일으킬 위험이 있다.

의사에게 운동 허가를 얻으면, 합병증이나 호흡·순환기계의 이상, 무릎이나 고관절·발목 관절 등에 충분히 주의하여 무리가 없는 정도로 운동하도록 교육한다. 팔다리가 아플 때나 컨디션이 나쁠 때는 중지한다. 운동에 따른 손상을 예방하기 위해, 운동 전 반드시 스트레칭 등의 준비 운동을 하도록 교육한다.

여름이나 겨울의 운동

여름 철에는 탈수 예방을 위해 목이 마르지 않아도 수분을 조금씩 섭취하는 것이 중요하다. 겨울에는 실내외 온도차가 심해, 뇌졸중이나 심근경색을 일으킬 위험이 있다. 외출시 따뜻하게 준비하고 도중에 더우면 벗을 수 있는 복장으로 한다. 또 출발 전 스트레칭이나 워밍업을 하도록 교육한다.

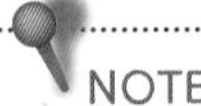

NOTE

▶ 2 약의 효과를 떨어트리는 식품

일부 혈압강하제는 자몽에, 와파린은 낫토·클로렐라 등에 의해 효과가 저하된다.

운동을 할 수 없는 경우

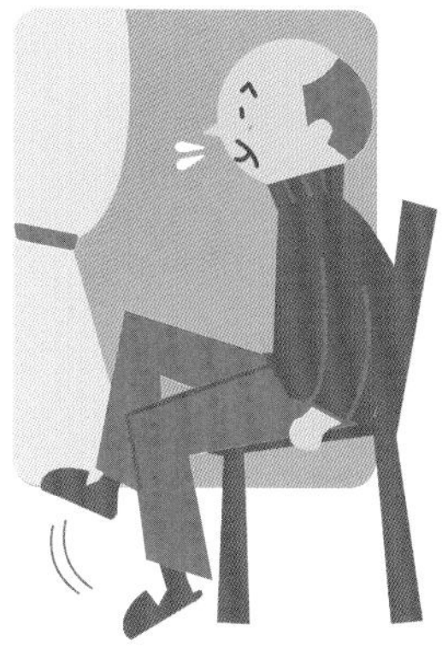

다리나 무릎에 통증이 있으면 의자에 앉아 할 수 있는 운동(앉아서 다리 들기 등) 처럼 환자가 안전하게 실시할 수 있는 운동을 구체적으로 제안해 보자.

약물 요법

고령자의 약물 요법 특징과 문제점

여러 질환을 가지고 있는 사람이 많아, 약의 종류나 양도 많아져, 복용 방법이나 관리가 복잡하게 된다. 복용을 잊거나 잘못 복용하는 일도 많으며, 인슐린을 맞았는지 모르는 경우도 있다.

경구 혈당강하제 복약 지도

본인이 복용을 잊는 수가 많으며, 가족이 약을 관리를 쉽게 하기 위해, 장시간 작용형 등 다른 약제로 변경이 가능한지, 복용 횟수를 줄일 수 있는지 의사에게 상의가 필요한 경우가 있다. 혈당이 심하게 변동하는 경우나 식사 섭취량이 안정되지 않는 환자에서 모든 약을 한 봉에 넣으면 경구 혈당 강하제를 빼기 어려운 경우도 있다. 각각의 경우에 맞추어 복용 중인 약제를 한 봉으로 하는 것이 좋은지 결정한다.

경구 혈당 강하제 복용을 잊지 않도록 하는 대책

- 항상 약의 복용을 확인한다
- 식사시에 눈에 띄도록 약 봉지를 식탁에 놓아둔다.
- 약상자에 1주분씩 나누어 둔다
- 잘못 복용하는 경우에는,
  - 약국에 의뢰해 모두 한 봉지에 넣는다
  - 봉지에 복용 시간을 써주도록 한다. 봉투의 글씨가 작아 잘 보이지 않으면 날짜와 아침, 점심, 저녁을 크게 써 놓는다

인슐린 주사 방법과 대책

고령자에서는 경구 혈당 강하제처럼 인슐린 주사 관리도 어려운 경우가 있다.

환자에게 약의 복용이나 인슐린 주사를 잊었을 때 어떤 대처 방법이 필요한지 설명해 둔다.

인슐린 주사를 잊지 않게하는 대책

- 지시 받은 시간이나 식사 때 인슐린을 맞을 수 있는지 확인한다

  예) 아침 식사시에 인슐린을 맞을 경우 아침 식사를 먹는 습관이 있는가?
- 약 상자에 내복약과 바늘을 같이 넣어둔다(맞았는지 맞지 않았는지 혼동되지 않는다)그러나 바늘을 보고 알 수 없는 경우에 잘못 복용하면 위험할 수도 있다

고령자에서는 저혈당으로 치매 같은 증상이 나타나는 수가 있다

일상생활의 돌보기

저혈당의 대응

고령자의 저혈당에서는 전형적 증상만 나타내지 않으며 대뇌 피질 기능이 저하되어 치매 같은 증상을 보이는 경우가 있다. 따라서 치매로 오인해 저혈당 대처가 늦는 경우가 있다. 이런 경우에는, 혈당을 측정해, 저혈당 여부를 판단한다. 측정할 수 없으면 우선 포도당을 섭취시켜, 증상 소실 유무를 확인하도록 가족에게 교육한다.

아픈 날의 돌보기

고령자는 젊은 사람에 비해 아픈 날이 많아 저혈당이나 고혈당에 의한 혼수를 일으키기도 한다. 약물 요법을 시행하고 있으면 증상이나 식사량에 따라 인슐린이나 경구 혈당 강하제 조정이 필요하다. 2형 당뇨병에서도 일시적으로 인슐린 치료가 필요하기도 한다.

아픈 날 가장 중요한 일은 탈수 예방을 위한 수분 섭취이며, 다음으로 식사 섭취 가능성이 중요하다. 아픈 날의 구체적인 대처 방법을 환자뿐 아니라 가족도 이해할 필요가 있다. 고령자 혼자서 판단이 어렵다고 예측되면, 신속한 진료를 권하는 동시에, 공적 서비스와 지원 체제를 찾아본다.

고령 당뇨병 환자 돌보기

고령자에는 시력 저하나 난청 등이 많다. 따라서, 설명이 들리지 않거나, 설명문이 보이지 않아도 알았다고 말하는 경우도 많다. 환자의 반응을 보거나 이해도를 확인하면서 교육한다.

돌보는 상대방이 인생의 선배인 것을 잊지 않고, 환지의 프라이드를 손상시키지 않는 말을 선택하는 것도 중요하다.

<문헌>
1) 카네코 미에: 당뇨병 환자에게 자주 듣는 100. 일본 간호협회 출판회 1998
2) 헤이켄이치로: 당뇨병 식사 요법.메디카출판.1998
3) 당뇨병의 치료&예방 대사전 http://fhtyay.net/
4) 당뇨병 네트워크 http://www.dm-net.co.jp/
5) 고령자와 당뇨병 http://www.dm-town.com/oneself/howis04.html?link_id=sd12

증 례

Y씨(70대, 남성)

인슐린 분비가 저하되어 인슐린 치료를 시작하기로 했다. 완고하고 이해력이 부족하여 주사 수기 습득이 어려웠다. 처음에 그림으로된 제약회사의 팜플렛을 준비했으나, 글자가 작아 안 보인다고 해서 Y씨에게 확인하면서 이해할 수 있는 용어를 사용하여 큰 글자로 Y씨 전용 순서표를 작성했다.

Y씨는 "이것이라면 보이고, 이해할 수 있다" 라고 만족하여 기뻐하는 표정이었다. 침상 옆의 벽에 순서표를 붙이고, 그것을 매번 보면서 연습하여 조금 시간은 걸렸으나 수기를 습득할 수 있었다.

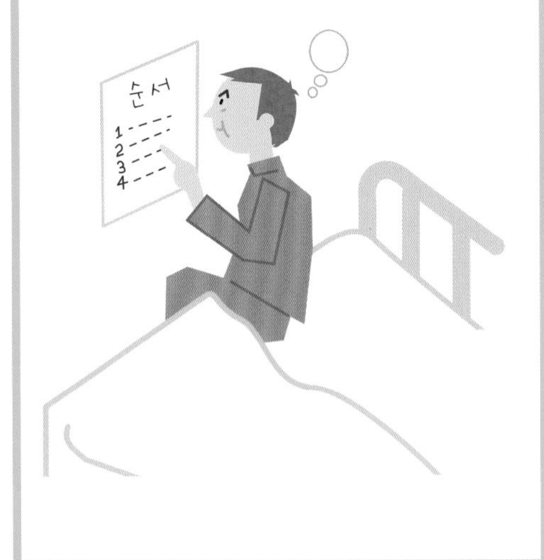

임신기 환자 돌보기

주산기의 당뇨병

주산기 당뇨병에는 '임신 당뇨병' 과 '임신 중 진단된 당뇨병' '당뇨병 동반 임신' 이 있다.

- **임신 전부터 당뇨병이 있던 경우**
  - 당뇨병 동반 임신
- **임신 중에 당뇨병이 발견된 경우**
  - 임신 당뇨병(GDM) : 임신 중에 처음 발견, 또는 발병한 당대사이상
  - 임신 중에 진단된 당뇨병

임신시의 당뇨병

임신 당뇨병은 왜 일어나는가?

임신시에는 호르몬 변화나 인슐린 저항성이 높아져 혈당이 상승되기 쉬운 상태이다. 정상 임산부는 인슐린 분비량을 늘려 혈당치가 올라가지 않게 하나, 임신전에 비만이나 임신중의 현저한 체중 증가 등, 다양한 요인으로 인슐린 작용이 혈당 상승을 따라 잡지 못하면 임신 당뇨병이 된다.

임신 당뇨병은 낫는가?

분만 후, 태반에서 분비되던 호르몬의 영향에 의해 높아져 있던 인슐린 저항성이 개선되면 급속히 혈당은 정상화 된다.

그러나, O' Sullivan의 추적 조사에서, 분만 후 24년까지 누적 73%도 당뇨병이 발생되었다고 보고하였다. 따라서, 출산 후 정기적으로 내당능이

표Ⅱ-16 임신 당뇨병 진단 기준

- **75 g 당부하 검사(OGTT)에서 다음 기준**

공복 혈당	≧ 92 mg/dL
1시간 혈당	≧ 180 mg/dL
2시간 혈당	≧ 153 mg/dL

상이 있는지 검사받고, 식사나 운동에 조심해 생활할 필요가 있다.

당뇨병 환자의 임신 준비

임신 4~9주에, 태아의 다양한 장기가 만들어지며, 모체의 혈당이 높으면 태아의 혈당도 높아져 선천성 기형을 일으킬 수 있다. 임신 초기의 HbA1c가 8% 이상이 되면 20~30%의 태아에서 기형을 동반할 가능성이 있다. 그러나, 이 시기에는 임신을 눈치채지 못하는 경우도 있으므로, 당뇨병 환자에서 임신 전 혈당을 잘 조절해두는 것이 중요하다. 임신 전 HbA1c가 4.3~5.8%이면 이상적이지만, 적어도 7.0% 미만이 될 때까지 임신하지 않도록 교육한다.

혈당 조절 뿐 아니라, 합병증이 있는지, 임신에 의해 악화되기 쉬운 상태인지를 임신 전에 검사할 필요가 있는 것을 교육한다.

이미 증식 망막증이 합병되어 있으면 우선 안과 치료가 필요하다. 당뇨병 신증으로 단백뇨가 계속되면 신생아에도 영향을 주기 쉬워 임신은 피해야 할 가능성이 높다.

임신기의 일상생활 돌보기

신체의 모니터링

환자(모체)와 태아가 모두 건강하게 임신을 유지시켜 출산하려면 평상시의 신체 모니터링이 중요하다.

● **체중**

체중 증가 목표(NOTE 3)는, 당뇨병에서도 정상 임신과 같고, 임신전의 비만 정도에 따라 다르다. 비비만 임산부(BMI 25 미만)에서는 7~12 kg, 비만 임산부(BMI 25 이상)는, 혈압이나 혈당 이상 등에 따라 개별적으로 대응하나, 대략 4~7 kg의 체중 증가를 목표로 한다.

● **혈당**

주산기 당뇨병 환자에서 **표II-17**과 같은 혈당이 조절 목표가 되고 있다.

임신기에는 보통 당뇨병보다 혈당 조절이 어렵다. 필요에 따라 혈당 자가 측정(SMBG)을 도입해, 기본적으로 매일 6회(매 식전 후) 혈당을 측정하도록 교육한다. 혈당이 목표치가 되도록 식사 요법이나 운동 요법을 시행하며, 목표치에 도달하지 못하면 인슐린 요법을 실시하게 된다.

● **기타**

필요하면, 환자에게 혈압이나 자각 증상 등도 자택에서 관찰하고 메모를 적어, 진료시에 지참한다.

식사 요법

식사 요법의 개별 지도는 영양사가 실시하지만, 당뇨병 치료에 종사하는 모든 의료인은 어떤 요점으로 식사 요법을 시행하는지 알아둘 필요가 있다. 임신기의 식사 요법(NOTE 4) 요점은 다음과 같다.

표II-17 임신기의 혈당 조절 목표

식전 혈당 : 70~100 mg/dL
식후 1시간 혈당 : 140 mg/dL 미만
식후 2시간 혈당 : 120 mg/dL 미만
HbA1c : 5.8% 미만

임신기 식사 요법의 요점

- 모체와 태아가 모두 건강한 상태로 임신을 계속할 수 있는 칼로리를 확보한다
- 식후 고혈당을 억제한다
- 공복시 케톤체 생산을 항진시키지 않는다

칼로리를 적절히 섭취하면서, 식후 혈당을 억제하려면 천천히 먹거나 식이 섬유를 충분히 섭취하는 등의 대책도 필요하다.

운동 요법

의사에게 운동 요법 허가를 확인하고 운동 요법을 시작한다.

임신시 운동의 주의점

- 인슐린 주사는 복벽에 하고, 가능하면 식후 1시간에 운동한다
- 맥박은 140회/분 이하로 안정되게 한다
- 임신 5개월(16주) 이후에는 복와위에서 하는 운동은 피한다
- 운동화는 걷기 쉽고, 발에 부담을 주지 않는 것을 선택한다

약물 요법

임신 중에 약물 요법이 필요한 경우에는 인슐린 치료로 혈당 조절을 한다. 인슐린이 도입 되

NOTE

▶**3 임신시 체중 증가 목표**
과거, 임신 중에 체중 증가를 가능한 억제하는 것이 순산에 도움이 된다고 생각하고 있었으나, 오히려 조산이나 저체중아의 원인이 되고, 최근 저체중아가 장래 대사증후군의 원인이 되는 것으로 밝혀져, 최근에는 적절한 체중 증가에 대해 교육하고 있다.

▶**4 임신기 여러 번의 식사**
과거에는 하루 6회 정도로 여러 번 식사하도록 교육했으나, 최근에는 초속효성 인슐린을 사용하여 식후 혈당을 조절할 수 있게 되어 분할식이 필요 없는 경우도 많아지고 있다.

는 당뇨병 임산부도 많으며, 태아가 들어 있는 배에 바늘을 찌르는 것에 당혹해 하는 사람도 있다. 환자의 심리적 저항도 생각하고, 기분을 이해할 수 있도록 주의한다.

인슐린 치료를 시작하면 저혈당 대처와 예방 대처의 교육도 필요하다. 혈당이 낮으면 좋다고 잘못 생각하여 저혈당에 올바르게 대처하지 않는 환자도 있으나, 너무 낮은 혈당도 태아 발육에 영향을 미친다고 설명해 충분히 대처하도록 교육한다.

멘탈 케어

정상 임산부조차도 불안이 많은 임신기에 당뇨병을 갖고 있으면 불안은 한층 더 증가한다. 환자 돌보기에서 불안감을 표현할 수 있도록 대화를 유도한다.

분만 후의 생활 돌보기

인슐린을 투여한 임산부에서, 출산 직전보다 인슐린 필요량이 1/2로 줄어 든다. 인슐린양은 의사가 지시하지만, 식사량이나 수유량도 혈당에 영향을 주므로 혈당 조절을 위한 관찰을 계속할 필요가 있다. 임신 당뇨병의 대부분은, 출산 후 식사 요법만으로 조절이 가능하게 된다.

당뇨병 동반 임신에서는 분만 후에도 계속 치료로 혈당을 조절하여 합병증 예방에 노력하는 것이 중요하다.

임신 당뇨병에서는 출산에 의해 일단 혈당 조절이 개선되지만, 다음 임신시나 수년 후에 당뇨병이 발생될 위험이 높기 때문에 정기 검사를 받는 것이 중요하다. 정기 검사의 중요성을 확실히 교육해 둔다.

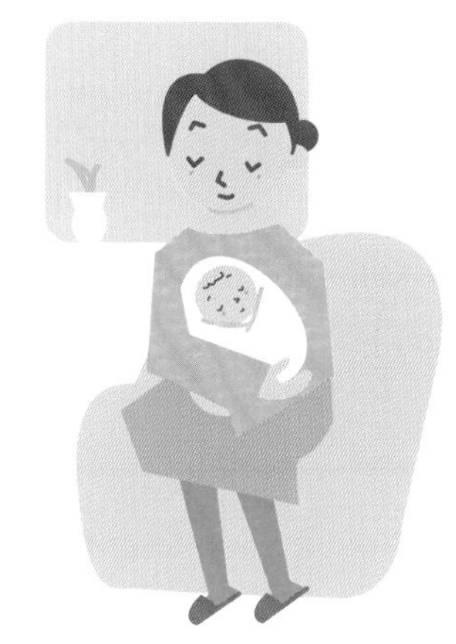

<문헌>
1) 일본 당뇨병학회: 당뇨병 치료가이드. 문광당. 2010
2) 오모리 야스혜: 당뇨병과 임신의 의학. 문광당.2008
3) 토요타장강: 여성의 당뇨병 진료가이단스. 메디칼리뷰사. 2004
4) O'Sullivan JB: Subsequent morbidity among gestational diabetic woman. In Sutherland HW (eds) : Carbohydrate Metabolism in Pregnancy and the Newborn. Springer-Verlag. London. 1984 pp174-180

7

정신적 돌보기

사람의 생리적 욕구의 하나인 '식사' 가 치료에 큰 영향을 주며, 스트레스 사회에서 당뇨병 치료 생활을 계속하지 않으면 안 되는 환자에서 정신적 돌보기는 당뇨병 관리에서 특히 중요하다. 당뇨병 환자의 심리에 대한 상황에서 정신적 돌보기에 대해 생각해 보자.

당뇨병으로 진단되었을 때의 심리

'평생 낫지 않는다'라는 심리적 부담

당뇨병 진단 직후에 주치의로부터 일생 혈당 조절이 필요하다는 설명을 들었어도, 많은 환자가 "당뇨병은 낫지 않습니까" 라고 질문한다.

A씨의 말; "선생님, 당뇨병은 평생 가는 병이라고 하지만, 어떻게 해서든지 치료하고 싶어요!"

"평생 낫지 않는다" 는 정신적 스트레스는 의료인의 생각 이상으로 클 수 있지만, A씨 처럼 "치료하고 싶은 기분" 을 치료 행동의 동기로 연결할 수 있다. 의료인의 입장에서 "낫는다" 라고 대답할 수 없지만 "그런 기분이군요" 라고 받아 주어야 한다.

생활개선이 되지 않는 이유

"당뇨병으로 진단된 환자는 합병증에 대한 위기감을 가지므로 행동을 바꿀 것이다" 라고 생각하는 의료인을 자주 볼 수 있다. 그러나, 당뇨병 진단을 받았다고 반드시 생활습관을 개선하는 사람은 그리 많지 않다.

생활개선이 되지 않는 환자를 보게되면, "왜 그랬을까? 어떤 기분이었을까?" 라고 관심을 가지고 말을 들어 본다. 이 때, "당뇨병이니까 생활을 바꾸어야 하는 것은 당연하다" 라는 의료인 자신의 가치관을 가지고 귀를 기울이기 보다, 환자로부터 신뢰를 얻어야 할 것이다.

인슐린 치료 시작시의 심리

경제적 측면에서 심리 부담

의료비에 불안을 가진 환자도 많다. 의료인이 보면 적절한 치료를 받는 것이 가장 우선이지만, 생활인으로서 환자는 자각 증상이 없고, 장래 나타날지도 모르는 합병증보다, 현재 매일의 생활비가 우선인 경우도 많이 본다. 내복약 치료를 인슐린 치료로 바꾸면 종래의 진찰료·검사료·투약료 이외에 주사 요법 교육비, 혈당 자가 측정 경비, 주사바늘이나 알코올 솜의 비용 등이 더해져 의료비가 증가할 것이다. 인슐린 자가 주사를 새로 도입할 때 환자의 경제면에 대한 정보를 수집하여, 인슐린 도입 후에 예측되는 의료비에 대해 환자에게 설명해 둔다. 의료비 지불이 어려우면 사회적 지원 가능성도 찾아 본다.

장기간의 내복약 치료 후 인슐린 치료를 도입한 경우

최근에는 췌장 베타세포의 기능 저하를 막기 위해 조기에 인슐린 치료를 도입하고, 그 후 이탈하는 사람도 증가하고 있다. 그러나 일반 사회에서는 아직 인슐린 치료 도입이 '말기 당뇨 상태', '제대로 관리하지 못한 말로' 라는 오해나, '인슐린을 맞으면 췌장에서 자신의 인슐린 분비는 끝나게 된다' 라는 부정적 이미지가 있어 인슐린 도입에 대한 환자의 심리적 저항이 크다.

● **거부 · 저항**

거부·저항이 생기는 원인으로는 바쁜 생활에서 인슐린을 맞을 시간이 없다는 기분, 인슐린을 맞는 것에 대한 주위의 눈, '일생 인슐린에서 벗어날 수 없는 것은 아닐까' 라는 절망감, '합병증이나 죽음이 가까운 것은 아닌가' 라는 공포감 등이 영향을 주고 있는 경우가 자주 있다. 환자의 저항이 큰 경우에는, 그 이유를 솔직히 들어 본다.

> B씨, 인슐린이 싫다고 말하는 것은, B씨 나름의 사고 방식이나 상황 등의 이유가 있다고 생각합니다. 그것을 들려 주시겠습니까?

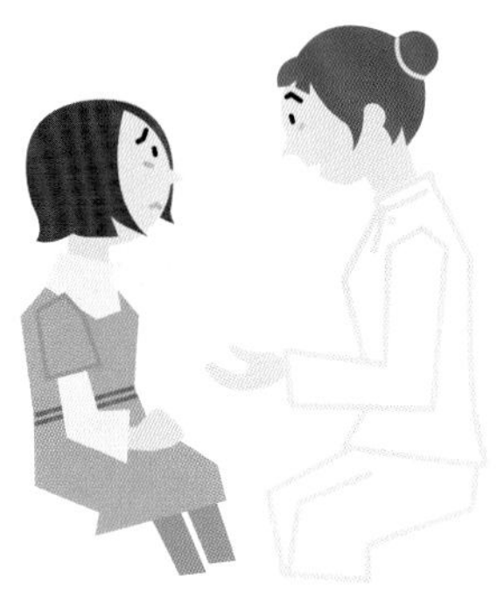

● **불안**

저혈당 저혈당에 대한 불안은 비교적 크다. 인슐린 치료 중인 환자가 저혈당으로 의식 소실한 장면을 보거나 저혈당 발작으로 교통사고를 일으켰다는 뉴스 등에서 환자 자신이 '인슐린 치료=저혈당' 이라고 믿는 경우가 있다. 또한 저혈당을 두려워하여 혈당이 정상에 가깝게 되면 당질을 섭취해 혈당을 높게 만들어 언제까지나 혈당 조절이 개선되지 않는 사람도 있다. 이런 경우에는 올바른 정보를 제공해 불안을 감소시키도록 노력한다.

교육 과잉으로 불안을 가진 경우에는, 인슐린에 익숙해질 때까지 서서히 혈당이 조절되도록 주치의와 상담한다. 인슐린 치료를 했다고 반드시 저혈당이 일어나는 것이 아닌 것을 체험하면 불안이 감소된다.

> '인슐린 치료≠저혈당'을 체험하게하여 불안이 제거되는 경우도 있다.

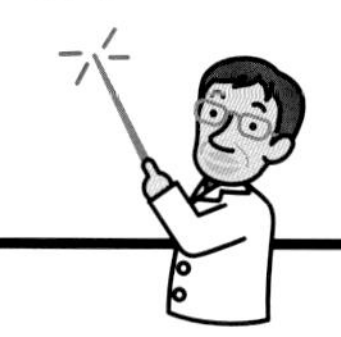

말기라는 오해 인슐린 도입을 완고하게 거부하는 환자에서 흔히 볼 수 있는 것으로, "인슐린을 맞기 시작하면 남은 수명이 길지 않다" 라는 오해가 있다. 얼마 전까지 혈당 조절이 조금 나빠도 내복약을 계속하고, 합병증이 매우 진행된 후에야 인슐린을 도입하는 환자도 많았으며, 아직도 그런 경향이 남아 있다. 이제는 인슐린을 조기 도입하여 자신의 분비능을 가능한 오래 보존하도록 치료가 바뀌었다는 것을 설명하여, 환자가 올바른 지식을 갖게 해준다.

● **주위에 숨긴다**

인슐린 치료를 시작하면서 환자는 지금까지 제대로 치료하지 않았던 것에 대한 자기 혐오나, 가족의 비난을 우려하는 부정적 감정을 갖기 쉬운 상황에 있다. 인슐린 주사에 대한 주위의 눈이 신경쓰여 친구나 직장에서 인슐린 주사를 숨기는 환자도 드물지 않다. 때로 가족에게도 숨기는 경우도 있다.

주위에 알릴 것인지는 환자 자신이 결정하는 것이지만, 일반적으로 주위에 알리면 정서적으로나 주사 과정에 대한 지원을 얻을 수 있고, 정신적으로도 안정되어 혈당 조절에 좋은 영향을 준다고 한다.

● **치료 목표의 상실**

인슐린 치료 도입 전에 "이렇게 치료하면 인슐린을 맞을 수 밖에 없게 된다" 라고 주위에서 인슐린 치료를 위협이나 처벌로 들어온 환자에게, 인슐린 치료 도입은 부정적 감정을 자질 수 밖에 없다. 또 "인슐린 주사를 맞지 않는 것" 을 목표로 해 필사적으로 식사 요법과 운동 요법을 시행해 온 환자에서, 인슐린 치료 도입은 지금까지의 치료에 대한 부정적 감정이나 자기 가치의 저하 등이 일어난다.

우선, 환자의 지금까지 치료에 대해 칭찬하고 높이 평가해준다. 그리고, 인슐린 치료가 필요한 이유를 이해하고 있는지 주의 깊게 관찰하며, 필요에 따라서는 전문 간호사에게 충분한 시간을 가지고 설명을 듣도록 한다.

당뇨병 치료 목표는 "인슐린 치료를 하는 것" 이 아니라 양호한 혈당 조절로 "QOL를 유지하는 것" 이며, 그 때문에 인슐린 치료가 필요하다는 것을 말해준다. 이렇게 인슐린 도입시에 환자가 치료 목표를 다시 설정하는 것이 중요하다.

● **잘못된 믿음–자기 해석**

"인슐린을 맞기 시작했으니까, 먹고 싶은대로 먹어도 혈당이 내려가기 때문에 괜찮다" 라고 잘못된 해석을 하는 환자도 있다. 자기 주사나 혈당 측정 수기에 익숙해졌을 무렵, 우선 수기 습득을 칭찬해 주고, 환자가 주사와 혈당 측정에 대해 어떻게 해석하고 있는지 확인한다.

당뇨병의 진단과 동시에 인슐린 주사가 도입된 경우

당뇨병으로 진단되어 곧바로 인슐린 치료가 시작된 환자의 경우를 크게 2가지 형태로 나눌 수 있다. 당뇨병이나 인슐린 치료에 대한 지식이 있어 충격이 큰 형태와, 당뇨병의 병태나 인슐린 치료에 대한 지식이 없어, 잘 모르는 채 수동적으로 치료에 참가한 형태이다. 이런 형태에 따라 불안의 원인이 다르므로, 그 원인이 무엇인지 환자와 함께 명확히 하여, 원인이 대한 대책을 세우는 것이 필요하다.

예를 들어, 환자가 "당뇨병에 걸려 충격이다" 라고 하면, 지금까지 당뇨병에 대한 어떤 이미지가 으며, 왜 당뇨병에 대해 충격을 느꼈는지, 환자와 함께 생각해 본다. 왜 그렇게 충격을 받았는지 환자 자신도 이해하지 못하는 경우가 있다. 충격적이었다는 기분을 의료인이 이해해야 그 원인이

된 환자의 인식을 바꾸어 줄 수 있다.

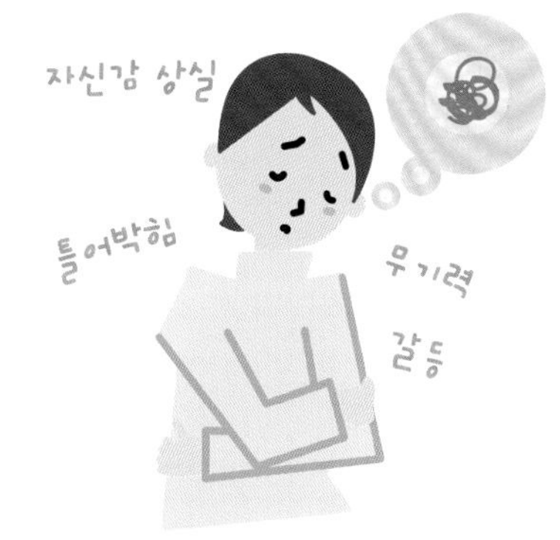

인슐린 치료 계속 중의 심리

소진 상태의 위험성

인슐린 주사나 혈당 측정을 실시하는 생활 리듬이 가능하다고 해도 당뇨병 관리를 해나가야 하는 생활을 유지는 쉽지 않다. 치료 생활이 길어지면 정도가 있지만 비교적 자주 볼 수 있는 것은 "소진(burn out) 상태" 이다.

소진 증상으로,

- 어차피 노력해도 잘 안 된다(무기력, 무력감)
- 나는 혼자 사니까 당뇨병 식사 요법은 무리다(자신감 상실).
- 당뇨병이 있는 사람과 같이 식사하고 싶지 않을 것이다. 당뇨병에 걸려 친구와의 관계가 소원해진다(집에 틀어박힘).
- 치료가 중요하지만 일을 잃으면 치료비를 마련할 수 없게 된다. 일을 우선하기 위해서는 이렇게할 수 밖에 없다(갈등).

소진 상태를 예방하기 위해서는 치료 효과가 있는 것이나, 다른 사람이 치료 행동을 인정해줄 수 있는 것, 노력을 보답받을 수 있는 것 등의 실감이 중요하다.

소진 상태의 환자에서 할 수 있는 것

● 경청과 수용

자포자기가 되어 있는 환자에게 정론으로 설득해도 환자가 의지를 되찾기에 도움이 되지 않는다. 우선 환자의 생각을 경청한다. 그리고, "오랜 치료 생활 동안에 이런 일도 있지요. 마음의 짐을 일단 내려 놓아 볼까요?" 라고 중간 휴식을 지켜보는 일도 중요한 돌보기이다.

이 시기에는 가족과 협력하여 잠시 지켜본다는 태도가 요점이 된다. 가족은 합병증을 걱정한 나머지, "그래서는 안 된다" 라고 관리적 태도로 취하기 쉽지만, "그런 경우도 있지요" 라고 환자의 기분을 이해한다는 말을 해 주도록 의뢰한다.

환자는, 자신의 괴로운 기분을 이해해 주는 사람이 한명이라고 있다고 느끼면, 견뎌나갈 기분을 되찾을 수 있다.

> C씨는 지금까지 잘 견뎌왔으나 지쳐버렸네요. 나는 C씨의 몸과 마음이 걱정되는데, 조금 쉴까요?

● 치료 목적의 재확인

본래, 당뇨병 치료의 목표는 환자의 QOL를 높여 유지하는 것이지만, 혈당이나 HbA1c 등의 데이터에만 매달려 있는 환자도 볼 수 있다. '인생·삶의 질' 을 높이며 또 유지하기 위한다는 당뇨병 치료 목적의 의식화를 다시 한번 환자와 공유한다.

소진 예방에는, "자신의 노력이 보답 받았다는 것의 실감"이 중요!

D씨에게 당뇨병 치료 목적은 합병증 예방은 물론, 앞으로의 인생에서 해보고 싶은 것이나 기대하는 일이 있으며, 중요한 일이 있기 때문이군요. 괜찮다면, 그 중요한 목표를 내게 알려주실 수 있습니까?

부정적 감정이 너무 크거나, 오래가면 주치의와 상의하여 정신과 등의 전문 진료도 고려한다.

합병증 발생시의 심리

합병증이 발생되어도 인슐린 도입에서처럼 대부분의 환자는 심리적 위기 상태가 된다. 우선 환자의 기분을 받아 들여 올바르게 이해하고 있는지 확인한다. 합병증 치료를 시작하지만, 치료가 복잡할 때는, 우선 순위를 생각하고 환자의 할 수 있는 것을 환자와 함께 생각해 간다.

E씨에게 손자는 정말 보물이군요. 손자가 크는 것을 보려면 오래 사셔야겠군요. 그러기 위해서는 눈 건강도 중요하고, 손자를 언제라도 만나려면 발 건강도 중요하지요. 당뇨병을 잘 치료해서 합병증 없이 언제까지나 건강하면 좋지요.

"할 수 있다!"는 의지를 높이는 접근법

당뇨병은 자기 관리 병이며, 따라서 환자가 "해 보자!" "나도 그것은 할 수 있을 것 같다!"라고 느끼는 것이 중요하다. 당뇨병 환자 돌보기에 도움이 되는 이론으로, 행동변화 단계 이론이나 자기 효력감 이론, 임파워먼트(empowerm-net) 모델 등이 있으며, 참고하기 바란다.

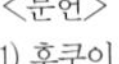

<문헌>

1) 후쿠이 도시고: 마음이 통하는 당뇨병 간호-환자 이해와 치료 교육 요점. 중앙법규출판, 2008
2) 후쿠니시 이사무: 당뇨병 환자의 심리학적 접근. 학습연구사. 1999
3) 오카도 테츠오: 위기 환자의 심리와 간호. 중앙법규출판 1987
4) 무나카타 츠네지: 건강 카운슬링 사전. 일총연출판. 1999

III

합병증 돌보기

급성 합병증과 만성 합병증

급성 합병증은 크게 3가지.
· 당뇨병 혼수
· 저혈당(혼수)
· 감염증

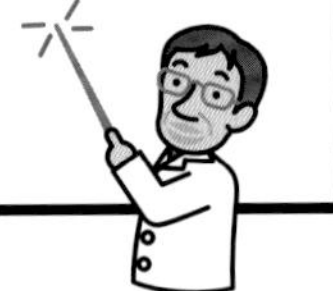

당뇨병 합병증은 다음 2개로 나눌 수 있다(**표 Ⅲ-1**).

①고혈당 자체에 의해 일어나는 증상(급성 합병증)

②고혈당이 계속 되어 일어나는 증상(만성 합병증)

원인은 다르지만, 생명 예후나 환자의 QOL 저하에는 차이가 없다. 또 합병증을 방지하기 위해서 혈당 조절을 양호하게 하는 것, 조기 발견이나 조기 치료가 원칙인 것도 같다.

표 Ⅲ-1 **당뇨병 합병증의 분류**

급성 합병증
1. 당뇨병 혼수
1) 당뇨병 케토산증
2) 고삼투압 고혈당증후군
3) 젖산 산증
4) 저혈당 혼수
2. 급성 감염증

만성 합병증
1. 미세혈관 합병증(3대 합병증)
1) 당뇨병 망막증
2) 당뇨병 신증
3) 당뇨병 신경병증
2. 대혈관 합병증
1) 뇌혈관 장애
2) 허혈성 심질환
3) 폐색성 동맥경화증
3. 기타
치주병, 백내장, 피부 질환, 만성 감염증 등

급성 합병증-혼수와 감염증

급성 합병증은, 인슐린 작용 부족에 의한 현저한 고혈당에 의해 일어난다. 또 당뇨병 치료 중단이나 약의 부작용도 원인이 된다. 급성 합병증으로는, 당뇨병 혼수나 저혈당(혼수) 등 당뇨병에 특이한 합병증과 급성 감염증이 있다.

인슐린 치료가 시작되기 전 1922년까지, 당뇨병 환자의 주된 사인은 고혈당 혼수나 감염증이었다. 최근에는 인슐린 등의 당뇨병 치료약, 항생제, 수액 요법의 발전에 의해 발생이 감소되고, 예후도 현저히 개선되었다. 그러나, 청년의 청량 음료 케토시스나 고령 당뇨병 환자가 증가하여 방심은 금물이다.

일단 발생하면 의식 장애를 일으키고, 다장기 부전에 빠지는 일도 생각할 수 있어 병태의 감별이나 구급 처치를 이해해 둘 필요가 있다.

만성 합병증-미세혈관 합병증과 대혈관 합병증

만성 합병증은 혈관 손상에 의해 전신에 일어

미세혈관 합병증
QOL 저하
망막증에 의한 실명(실명 원인의 제2위)
신부전에 의한 투석(투석 원인의 제1위)
대혈관 합병증
(동맥경화성 질환)
생명을 위협한다
허혈성 심질환의 발생(9.6/1,000명·년, 건강인의 5~6 배)
뇌혈관 장애의 발생(7.6/1,000명·년, 건강인의 3~4배)

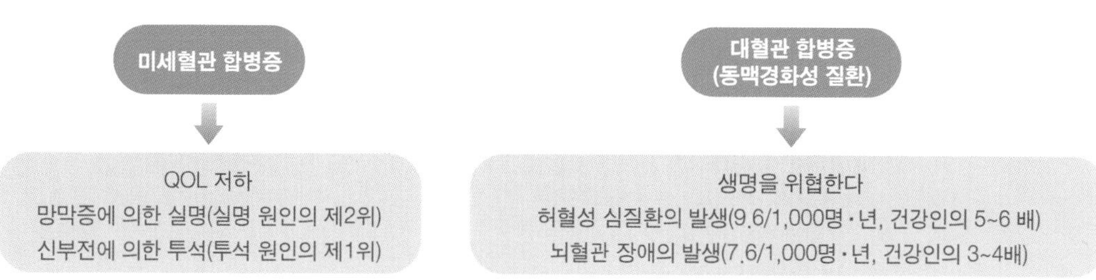

그림Ⅲ-1 미세혈관 합병증과 대혈관 합병증

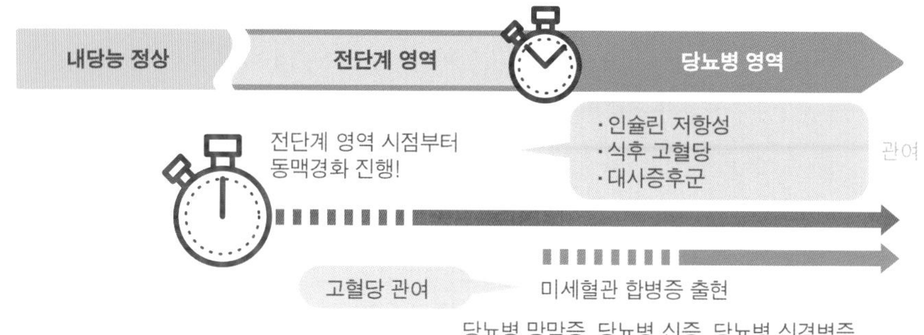

그림Ⅲ-2 미세혈관 합병증과 대혈관 합병증의 발생 시기 차이

나는 것이 특징이며, 미세혈관 합병증과 대혈관 합병증으로 나눌 수 있다(**그림Ⅲ-1**).

미세혈관 합병증인 망막증, 신증, 신경병증은 당뇨병의 3대 합병증이라고 하며, 대사이상에 따라 미세혈관이나 말초 신경이 손상된다. 최근 주목받고 있는 발병변도 미세혈관 합병증의 하나이다.

대혈관 합병증은, 대혈관의 동맥경화에 의해 일어나는 병으로, 허혈성 심질환, 뇌혈관 장애, 폐색성 동맥경화증 등을 들 수 있다. 대혈관 합병증은 고혈압, 지질이상증, 비만, 흡연 등도 영향을 주므로, 당뇨병 환자에 특이한 것은 아니다. 그러나 응급 질환으로 빈도가 높고, 중증화 되기 쉽기 때문에, 만성 합병증이라는 단어에 유혹되지 않도록 주의한다.

발생 시기의 차이

미세혈관 합병증인 망막증은, 혈당 조절상태나 당뇨병 유병 기간과 일치하여, 당뇨병에 이환되고 수 년이 지나 발생한다. 따라서, 초진시 망막증이 있는 환자는 이전부터 조절이 불량한 당뇨병이 있을 것으로 추측된다. 한편, 대혈관 합병증은, 당뇨병을 발병하기 전 내당능이상(당뇨병 전단계) 시기에도 발생한다. 즉 혈당 조절 상태와는 별도로, 인슐린 저항성에 따라 동맥경화가 일어나기 때문이다. 그리고, 당뇨병이 발병하여 고혈당 상태가 계속 되면, 동맥경화는 더욱 촉진된다. 이와 같이, 당뇨병 환자의 만성 합병증 발생 시기에는 차이가 있다(**그림Ⅲ-2**).

고혈당의 특징; 공복시와 식후 고혈당

미세혈관 합병증의 발생과 진행은, 공복 또는 평균 혈당과 관련이 있다. 한편, 대혈관 합병증은 같은 혈당에서서도 당부하 후(식후) 혈당과 관련이 깊다는 보고가 많아, 전단계에서도 위험이 높아진다고 여겨진다.

- 미세혈관 합병증은 당뇨병의 3대 합병증
  → 망막증·신증·신경병증
- 대혈관 합병증은 동맥경화가 주 병변

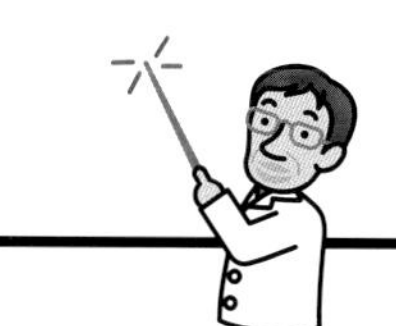

1 급성 합병증 돌보기

당뇨병 혼수와 저혈당

고혈당 혼수

고혈당 혼수는 빈도가 높지 않지만(한 병원의 조사에서 당뇨병 치료 환자의 1% 이하), 시급한 치료가 필요하고, 한편으로 치료가 늦으면 경우에 따라 사망에 이르는 중증 질환이다.

● **이런 경우에는 주의**

예를 들어, 다음과 경우에는 주의한다.

①평상시에 혈당 조절이 불량했던 환자에서 감염증을 일으켰을 때

②다른 병 치료를 위해 스테로이드와 같은 고혈당을 일으키기 쉬운 약제를 사용했을 때

③1형 당뇨병처럼 인슐린 치료가 필요한 환자에서 식사를 섭취할 수 없다는 이유에서 인슐린을 중지했을 때

고혈당 혼수에는, 당뇨병 케토산증(DKA)과 고삼투압 고혈당 증후군이 있다. NOTE 1

당뇨병 케토산증

인슐린 작용이 없으면 세포는 인슐린과 관계없이 지방산을 이용하여 에너지를 만들지 않으면 안된다. 그 경로에서 케톤체라는 산성 물질(대사 산물)이 생산된다. 이 케톤체가 혈중에 많이 증가하면 고도의 대사 이상이 일어난다.

의식 장애뿐 아니라, 세포 수준에서 심한 탈수와 혈중 케톤체가 증가되어, 호기에 독특한 케톤 냄새와 특징적인 불규칙 호흡(쿠스마울 호흡)이 나타난다. 복통이나 구역 구토 등 위장 증상도 있다(**표Ⅲ-2**).

초기 치료는, 탈수에 대한 충분한 수액과 전해질 보충, 그리고 인슐린의 적절한 투여가 필요하다.

● **인슐린 치료**

속효성 인슐린을 0.1단위/체중(kg)을 정주 후, 0.1단위/체중(kg)/시의 속도로 펌프를 이용해 정맥내 지속 주입을 실시한다. 인슐린은 소량 지속 정주가 원칙이다. 여기서 빈번한 혈당 측정이 중요하다. 급격히 혈당을 내리면, 뇌부종에 의해 의식 장애를 나타내기도 한다. 우선 250~300 mg/

NOTE

▶1 고삼투압 고혈당 증후군
비케톤성 고삼투압 혼수(HONK)라고도 부른다. 케토시스를 동반하기도 하며, 혼수 상태에 이르지 않는 경우도 많아 최근에는 고삼투압 고혈당 증후군이라고 부른다.

dL 정도를 목표로 서서히 혈당을 내려 간다.

식사를 어느 정도 섭취할 수 있게 되면 속효성 인슐린 피하 주사로 바꾼다. 이때 매 식전 혈당에 근거해 인슐린량을 결정하는 슬라이딩 스케일법을 이용해 혈당을 조절한다. NOTE 2

● **수액 요법**

케토산증에서 체중의 5~10% 정도의 수분이 결핍되어 고도의 탈수가 있다. 체중 변화에서 탈수 정도를 추정하여 생리식염수 500~1,000 mL/시로 정주한다. 처음 수시간은 200~300 mL/시로 투여하고 소변량을 보면서 조절한다.

혈당이 250~300 mg/dL 정도로 저하되면 포도당을 투여한다. 혈당 정상화에 따라 칼륨농도가 저하되므로, 칼륨치가 5 mEq/L로 저하되면 칼륨 포함 수액으로 바꾼다.

혈중 pH가 7.0 이상이면 중탄산을 이용한 산증 교정은 시행하지 않는다. 이것은 산증이 심한 경우에는 신기능이 저하된 경우가 많아, 중탄산이온 재흡수 장애로 신성 산증을 일으킬 가능성이 있기 때문이다.

고삼투압 고혈당 증후군

케톤체 증가는 크지 않으며, 탈수나 혈장의 고삼투압 NOTE 3, 또는 뇌의 산소 부족에 의해 의식 장애가 일어난다. 감염, 수술, 고칼로리 수액 등을 계기로 일어나기 쉽고, 2형 당뇨병 고령자에게 많다. 일반적으로 혈당은 케토산증보다 높아 600 mg/dL를 넘고, 때로 2,000 mg/dL이 되기도 한다(**표Ⅲ-2**).

표Ⅲ-2 **당뇨병 케토산증과 고삼투압 고혈당 증후군의 특징**

	당뇨병 케토산증	고삼투압 고혈당 증후군
연령	청년층에 많다	고령자에 많다
병형	1형 당뇨병에 많다(불안정형)	2형 당뇨병에 많다
원인	● 1형 당뇨병 발생시 ● 1형 당뇨병 환자가 섭식 불량 등으로 인슐린주사를 중지했을 때 ● 감염증 ● 뇌혈관장애·심혈관장애시 ● 2형 당뇨병 환자가 당을 대량 섭취한 경우(청량 음료 케토시스) ● 당뇨병 환자가 스테로이드·고칼로리 수액 등을 사용했을 때	● 감염증 ● 탈수 ● 수술 후 급성기 ● 뇌혈관 장애, 뇌경색, 뇌출혈 등 ● 심혈관장애, 심근경색, 심부전 등 ● 스테로이드, 일부 이뇨제 고칼로리 수액 ● 내분비질환, 갑상선 기능항진증
신체 소견	의식 장애, 탈수,혈압 저하, 쿠스마울 호흡, 호기 아세톤취, 위장 증상(복통, 구역,구토)	의식장애, 고도탈수,신경 증상(마비, 편마비), 쇼크
혈당	300~1,000 mg/dL	600~1,500 mg/dL
소변 케톤체	(+)~(+++)	(−)~(+)
동맥혈pH	<7.3	7.3~7.4
HCO_3^-	10 mEq/L 이하	10 mEq/L 이하
혈장 삼투압	정상~300 mOsm/l	350 mOsm/L 이상
Na	정상~경도 저하	150 mEq/L 이상

NOTE

▶2 슬라이딩 스케일의 예

혈당치 (mg/dL)	속효성 인슐린 피하주사량
80 미만	20% 포도당 20 mL 정주 또는 포도당 10 g 경구 투여
80~200	그대로
201~250	4단위
251~300	6단위
301~350	8단위
351~400	10단위
401 이상	주치의에게 연락

▶3 **혈장의 고삼투압**

뇌신경계 세포내 탈수에 의해 혈장의 삼투압이 올라간다.

치료

● 수액은 천천히

기본적 치료는 당뇨병 케토산증과 같으나 생리 식염수를 급속히 투여하여 고나트륨혈증이 생기면, 뇌부종을 일으키는 경우가 있다. 수액 속도는 나트륨치를 보면서 가감한다.

● CK 상승은 다장기 부전

근육 분해 산물인 크레아티닌 포스포키나제(CK)가 상승하기 쉬우며, 신부전을 포함한 다장기 부전으로 이행하는지 주의해 관찰하는 것도 필요하다.

젖산 산증

보기 드물지만, 사망률이 50%로 높은 중증 질환이다. 당뇨병에서 대량의 음주나 중등도의 신부전에서 비구아니드제를 사용했을 때 등에 일어날 수 있다.

혈중에 젖산이 과잉 축적해 산증을 일으키는 병태다.

치료

치료시 혈당을 교정할 뿐 아니라, 순환 관리도 시행한다. 고도의 산증에는 중탄산염에 의한 산증 교정도 시행한다.

저혈당과 혼수

당뇨병 치료 과정에서 약의 효과가 크거나, 고혈당에 대한 인슐린의 지연 분비로 저혈당(NOTE 4)이 나타나는 경우가 있다.

혼수는 저혈당의 중증 증상

저혈당에서는 교감신경 증상으로, 식은 땀, 손 떨림, 두근거림, 안면 창백이 나타난다. 중추신경 증상으로 무거운 머리, 멍해짐, 불안감 등의 증상이 나타난다. 개인차가 있으나 상기 증상이 주요 증상이고, 저혈당 정도가 심하면 의식 장애나 혼수에 이른다.

고령자나 신경병증이 있는 당뇨병 환자에서는 저혈당 자각이 없이 혼수에 이르는(무자각성 저혈당) 경우도 있어 주의가 필요하다. **표Ⅲ-3**은 저혈당의 중요 원인이다.

저혈당의 대처

우선 중요한 것은 당황하지 않는 것이다. 처음으로 저혈당 증상을 눈앞에서 경험하면 매우 놀라지만 저혈당 자체는 적절하게 처치하면 반드시 돌아온다.

표Ⅲ-3 저혈당의 원인

- 식사량이 적거나, 식사 시작이 평소보다 늦다
- 운동량 증가
- 설사나 구토에 의한 영양상태 저하
- 당뇨병 치료제의 과다 투여
- 당뇨병 개선(감량, 당뇨병의 개선·감염 개선에 의해 필요량 저하 경우)
- 알코올, 약제(NOTE5)

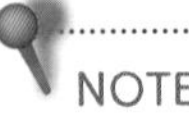

NOTE

▶4 저혈당
저혈당은 혈중 당이 부족하여 뇌의 포도당 부족으로 나타나는 증상이다.

▶5 저혈당을 일으킬 수 있는 약
해열진통제(아스피린 등), 통풍 약(프로베네시드), 항혈전제(와파린), 고혈압 약(베타 차단제, ACE 저해제 등), 부정맥 약(디소피라미드, 피르메노르, 시벤조린), 항균제(퀴노론계, 테트라사이클리계, 클라리스로마이신 등), 고지혈증 약(피브레이트계), 항진균류제(아졸계) 등은 당뇨병약과 병용하여 저혈당을 일으키기 쉽다.

● **저혈당 돌보기**

곧바로 혈당을 측정한다. 혈당 측정을 할 수 없는 장소이면, 우선 당질 10 g 정도를(포도당, 설탕, 주스) 섭취해 안정시킨다. 증상이 없어지면, 식사를 먹지 않은 경우에는 식사를, 먹은 경우에는 1~2단위의 밥이나 빵, 비스킷 등의 당질을 섭취한다.

의식이 없고, 당질의 경구 섭취가 어려우면 포도당액 10~20 g를 기준으로(예를 들어 50% 포도당 20~40 mL) 정주한다. 회복이 충분하지 않으면, 5% 포도당액을 주사하고 혈당이 100 mg/dL 이상이 될 때까지 혈당을 반복 측정한다.

● **재발 가능성의 검토**

우선 '저혈당이 재발될지' 여부를 판단한다. SU제를 복용하고 있는 환자는 일단 저혈당에서 회복되어도 다시 저혈당이 재발할 가능성이 있다. 따라서 며칠간 경과 관찰이 필요하다.

저혈당이 재발되지 않게 하려면

● **원인을 찾는다**

혈당이 정상적으로 돌아오면, 저혈당이 나타나기 전 상태를 가능한 한 자세하게 묻는다. 원인을 알 수 있으면 대책을 검토한다.

예를 들어, 식사 섭취를 잊고 약이나 인슐린을 사용하여 저혈당이 일어났다고 알면, 앞으로 규칙적으로 식사 시간을 지키도록 교육한다. 운동량이 많아 저혈당을 일으키기 쉬운 상황이라면, 운동시에는 약의 양을 줄이는 등의 궁리도 할 수 있다.

당뇨병 치료약이 너무 효과가 있는 경우도 많으며 이런 경우에는 처방량을 줄인다. 줄일 때 반드시 담당 의사와 상의한다. 한번 저혈당을 일으켰다는 이유로 당뇨병 치료약을 중지하려는 환자나 의료 종사자도 있으나, 오히려 극단적인 고혈당으로 나쁜 영향을 미치기도 한다. 저혈당을 가볍게 볼 수는 없지만 필요 이상 두려워하지 말고, 병태를 잘 알아 대응해야 한다.

● **치료약의 평가와 생활 습관 개선**

적절한 종류/양의 당뇨병약이 처방되고 있는지 평소부터 평가하며, 또 혈당은 환경의 영향으로 오르고 내리기 쉽기 때문에, 특히 알코올이나 불안정한 섭식을 삼가하도록 생활 습관을 정비하는 주의가 필요하다.

Column 일본에서 무자각성 저혈당과 운전 면허

당뇨병 환자가 의식 장애 같은 중증 저혈당의 징조를 자각하지 못하고, 6개월 이내에 그 상태가 개선될 전망이 없으면 운전면허를 취득할 수 없거나 취소되는 경우가 있다. 차량 운전에 문제가 있으나, 6개월 이내에 상태 개선이 예상되어 의사가 문제없다고 판단하는 상태라면, 자동차 면허증을 6개월간 정지 또는 보류시키는 일도 있다.

무자각성 저혈당이 있어도 의사가 문제없다고 판단했을 경우에는 면허 취득이 가능한다.

저혈당 증상이 나타났다면
1. 혈당 측정
2. 당분의 경구 섭취나 정맥주사
3. 재발 가능성 검토
4. 원인을 찾아 예방에 노력한다!

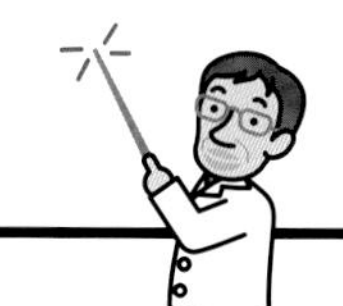

1 급성 합병증 돌보기

급성 감염증과 아픈 날

급성 감염증

당뇨병 환자는 감염되기 쉽고, 중증화 되기도 쉽다. 당뇨병에 걸리면, 바이러스 등의 외적 침입을 막는 백혈구의 면역 기능이 약해지는 것이 원인이다.

빈도가 높은 감염증으로는, 호흡기 감염증, 요로 감염증, 피부 봉와직염, 뼈의 감염 등이 있다(**표 Ⅲ-4**).

당뇨병은 감염증에 의해 악화되기 쉽고, 고혈당→감염→새로운 고혈당으로 진행되어 당뇨병 혼수의 원인이 되는 일에도 주의가 필요하다(**그림 Ⅲ-3**).

표Ⅲ-4 **빈도가 높은 급성 감염증**

호흡기 감염증	폐렴, 폐농양, 폐결핵 등
요로감염증	방광염, 신우신염, 신농양 등
담도계 감염증	담석 동반 담관 감염증
피부,연부조직, 골감염증	괴사성 근막염, 봉와직염
기타	외이도의 염증, 충치, 치주염 등

당뇨병의 만성 합병증이 있는 환자는 특히 주의해야 한다. 예를 들어, 당뇨병 신경병증에서 발 등의 상처에도 피부 감각이 저하되어 통증을 느끼기 어렵고, 당뇨병 망막증에서 시력이 저하되어 작은 상처를 보기 어렵기 때문에, 중증화되기 쉬운 경향이 있다. 또 결핵 등의 호산균성 감염증은 당뇨병이 있으면 이환율이 3~4배 높아진다.

● **급성 감염증의 예방과 대책**

급성 감염증을 예방하기 위해 평소부터,

그림Ⅲ-3 급성 감염증의 나선형 악화

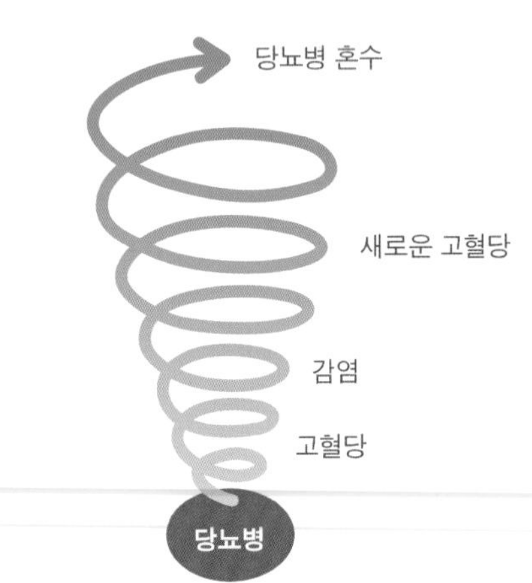

①혈당 조절을 양호하게 유지한다.

②외상이나 화상 예방에 노력한다.

③정기적으로 구강 관리, 발 관리를 실시하며, 잘 알기 어려운 장소를 점검하는 등의 대책에 노력하는 것도 중요하다.

실제로 감염증이 일어나면,

①감염증 자체에 대해 치료한다.

②혈당 조절을 양호하게 유지한다.

2가지를 동시에 실시한다.

아픈 날에는

특히 급성 감염증이나 발열·외상·통증을 나타내는 급성 질환의 스트레스에 의해 혈당 조절 불량을 일으킨 상태를 아픈 날이라고 부른다.

스트레스하에서는 일반적으로 체내 인슐린 필요량이 증가한다. 한편, 식사 섭취 불량에 의해 평소의 당뇨병 치료약으로도 혈당이 저하되는 사람이 있다. 이 때문에 아픈 날에는 고혈당 또는 저혈당, 또는 그 양쪽 모두가 일어날 가능성이 있다.

●아픈 날 돌보기

아픈 날에는 보통보다 식사량이 적은데 발열이나 발한, 구토·설사 등에 의해 탈수를 일으키기 쉬워진다. 또 당질 섭취가 부족하면, 체내에 축적되어 있던 지방성분을 영양으로 흡수하려고 하는 것으로 강산성 케톤체가 생산된다. 그 결과 당뇨병 케토산증 등이 일어나, 전신 증상을 악화시키기 쉬워진다.

이것을 예방하기 위해 집에서는 수분이나, 섭취하기 쉬운 당질을 충분히 섭취하도록 교육한다. NOTE 1

●병원 진료를 받아야 할 증상

그림Ⅲ-4와 같은 증상이 있으면 신속히 병원 진료를 받도록 평상시에 알려 둔다. 또 **그림 Ⅲ-5**와 같은 증상이 나타나면 입원 치료를 권한다.

인슐린양이나 복약량을 조정해 혈당 조절을 시도하는 동시에, 탈수 교정, 감염증 치료를 실시한다.

그림Ⅲ-4 **병원 진료를 받아야 할 아픈 날의 증상**

1. 급성 질환 증상(발열, 통증, 구토, 설사)가 24~48시간 이상 계속된다
2. 식사 섭취가 곤란하다
3. 탈수증상이 심하다
4. 의식 저하가 나타난다
5. 평상시보다 혈당 변동이 크다

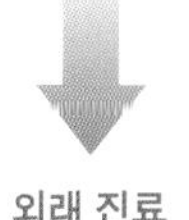

외래 진료

그림Ⅲ-5 **입원 치료가 필요한 증상**

중증 감염증과 고혈당

심한 탈수 또는 1형 당뇨병 + 경구 섭취 불능

외래 치료에 반응 없이 지속되는 고혈당

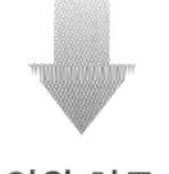

입원 치료

NOTE

▶**1 아픈 날에 추천되는 수분 · 당질량**
수분은 1 L 이상, 당질은 100~150 g 이상 섭취한다.

2 만성 합병증 돌보기

눈 합병증

당뇨병의 눈 합병증에는, 망막증, 백내장, 혈관 신생 녹내장, 굴절·조절 이상, 각막 장애, 홍채 모양체염, 안구근 마비, 허혈성 시신경병증 등이 있다(**그림Ⅲ-6**). 특히 망막증은 일상 생활이 어려울 정도로 시력 저하(사회적 실명)[NOTE 1]를 일으키는 주 원인이며, 당뇨병 환자의 QOL과 밀접한 관계가 있어 치료와 돌보기가 중요하다.

당뇨병 망막증

당뇨병 망막증은, 신증, 신경병증과 함께 당뇨병 3대 합병증의 하나이며, 지속된 고혈당에 동반하여 눈의 모세혈관에서 시작되는 미세혈관 장애이다. 당뇨병 환자 증가에 따라 시각 장애의 중요한 원인 질환이 되었으며(**그림Ⅲ-7**), 실명 원인의 제 2위가 되고 있다. 당뇨병 환자 중 망막증은 15~ 30% 정도에서 동반하고 있는 것으로 생각된다. 망막증 유병률은 당뇨병 이환기간에 따라 증가하여, 이환기간 5년 이내에서는 20% 이내이나, 10년에는 약 50%, 15년 이상에서는 약 80%로 증가한다.

망막증의 발생·진행 위험 인자로는 당뇨병 이환기간, 고혈당은 물론, 고혈압, 지질이상증 등도 지적되고 있다.

분류와 병기

당뇨병 망막증은 안저 소견에 의해, 크게 3개 병기(단순 망막증, 전 증식 망막증, 증식망막증)

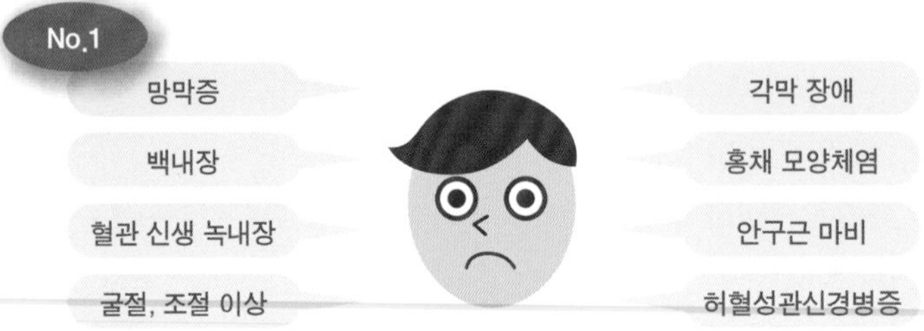

그림Ⅲ-6 당뇨병에 의한 눈 합병증

NOTE

▶1 사회적 실명
교정 시력 0.1 이하 정도의 시력 저하. 실명이 반드시 광각이 소실(의학적 실명)을 나타낸 것은 아니다.

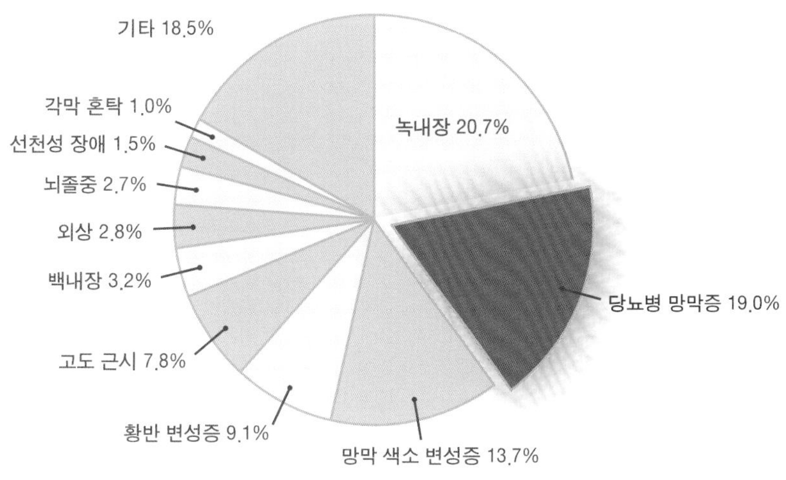

그림Ⅲ-7 시각 장애의 원인 질환

표Ⅲ-5 당뇨병 망막증의 병기 분류(국제 분류)

중증도 분류	산동하 안저 소견
망막증 없음	이상 소견 없음
경증 비증식 당뇨망막증	모세혈관류
중등도 비증식 당뇨망막증	모세혈관류 이상의 병변이 있으나 중증 비증식 당뇨망막증보다 경증
중증 비증식 당뇨망막증	다음 소견이 있으나 증식 소견은 없는 경우 1) 20개 이상의 망막내출혈이 안저의 4/4 분위에 걸쳐 존재 2) 염주모양의 정맥이 안저의 2/4 분위 이상에 존재 3) 명확한 망막내 미세혈관 이상이 있다
증식 당뇨망막증	다음 소견 중 어느 하나가 있다 1) 신생혈관 2) 초자체/망막 전출혈

로 분류된다(**표Ⅲ-5**).

● 제1기-단순 망막증

단순 망막증은 망막증 초기에 볼 수 있는 상태이다. 고혈당 계속이 혈관에 이상을 일으켜 혈관 파열로 출혈이나 손상 혈관이 막히게 된다. 망막내에서 이러한 병변은 모세혈관류, 망막 출혈(**그림Ⅲ-8**), 망막 부종으로 나타난다.

또 파열 혈관에서 누출된 지방질이나 단백질이 망막에 침착되어 경성 백반이 나타나거나 때때로 소수의 연성 백반(**그림Ⅲ-9**)도 보인다. NOTE 2

시력 저하에 이르지 않아 자각 증상이 없는 경우가 많기 때문에, 예방에는 정기적 안저검사가 필요하다.

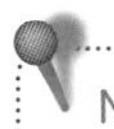
NOTE

▶ 2 연성 백반
모세혈관 폐색에 의해 허혈성 변화에 빠진 망막에 경계가 불명확한 희미한 백색 반점으로 나타난다.

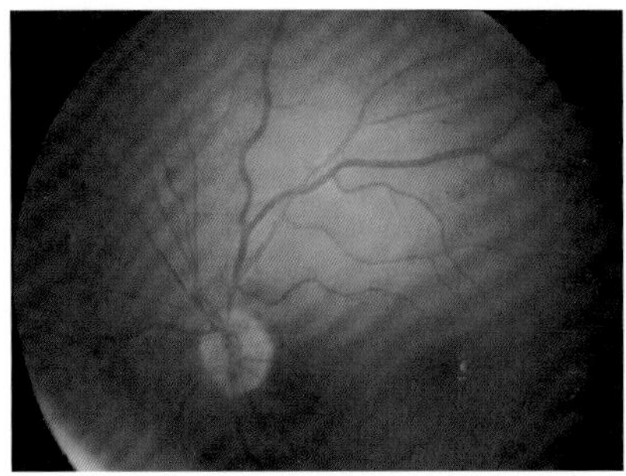

그림Ⅲ-8 **망막 출혈**

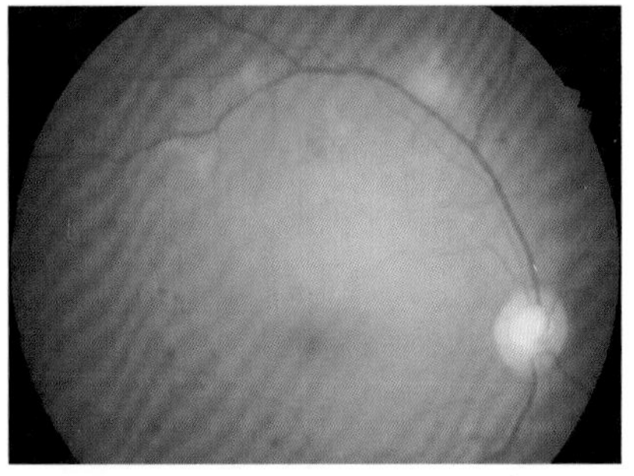

그림Ⅲ-9 **연성 백반**

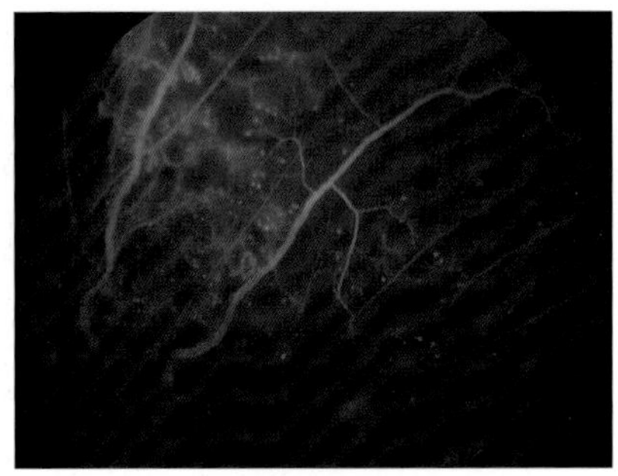

그림Ⅲ-10 **무관류 영역 (형광 안저조영에 의한 안저)**

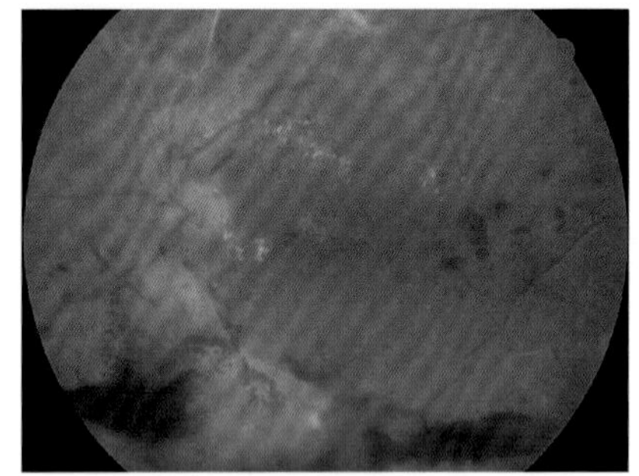

그림Ⅲ-11 **증식 망막증**

● 제2기–전 증식 망막증

단순 망막증이 진행되면 미세혈관 내에 미세 혈전이 형성되어 혈관 폐색을 일으킨다. 이 상태를 전 증식 망막증이라고 한다. 전형적인 안저소견으로 연성 백반(면화상 백반, 그림 3-9), 망막내 미세혈관 이상(NOTE 3), 정맥 이상을 들 수 있다.

단순 망막증처럼 자각 증상이 없어 예방·조기 발견에 형광 안저조영(NOTE 4)이 유용하다(**그림 Ⅲ–10**).

● 제3기–증식 망막증

망막에 무관류 영역이 생기면, 거기에 혈액을 보내기 위해 신생 혈관이 급조된다. 망막증이 더욱 진행되면, 원래 있던 혈관 뿐 아니라 매우 약한 신생 혈관도 파열되어 출혈을 일으킨다. 이것을 초자체 출혈이라고 부른다. 이런 상태가 되면, 물체가 잘 보이지 않고, 시력이 저하되는 자각 증상도 나타난다.

신생 혈관이 발생해 수 주~수개월 경과하면 섬유조직이 혈관 주위에 발생되어 섬유 혈관성 증식 조직을 형성한다(**그림Ⅲ–11**). 섬유 혈관성 증식 조직이 망막을 견인하면, 견인성 망막박리를 일으킨다. 이렇게 되면 눈이 안 보이게 된다.

치료

치료법에는, 레이저를 이용한 광응고 요법, 초자체 수술로 불리는 외과 치료, 그리고 약물 요법의 3가지가 있다.

● 광응고 요법(그림Ⅲ–12)

전 증식기부터 증식기 망막증에 가장 효과적인 치료법은 망막 광응고이다. 광응고 요법의 목적은 다음 3개이다.

①혈관 투과성 항진 부분이나 모세혈관 폐색

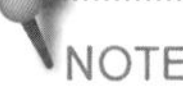

NOTE

▶3 망막내 미세혈관 이상
모세혈관 폐색 영역에 인접하여 발생하여, 미세정맥과의 션트혈관이 보인다.

▶4 형광 안저조영
팔 정맥으로 색소를 주입하면서 안저 카메라로 망막혈관의 연속 사진을 촬영해, 무관류 범위나 부위를 진단한다.

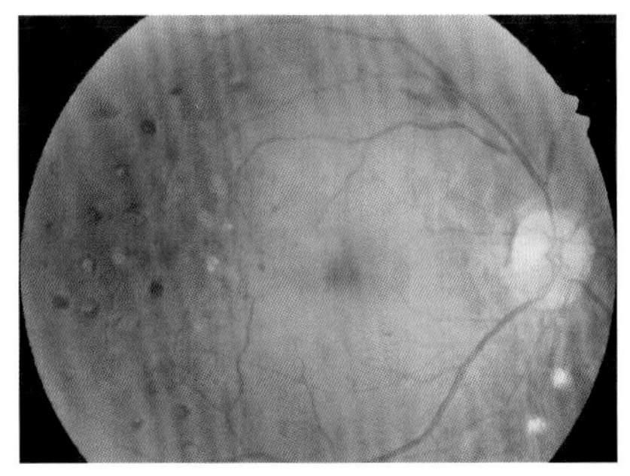

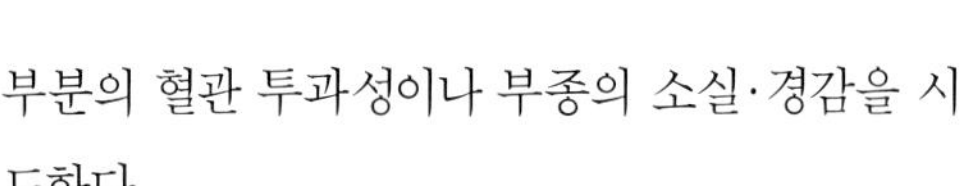

그림 III-12 **망막 광응고 후 안저**

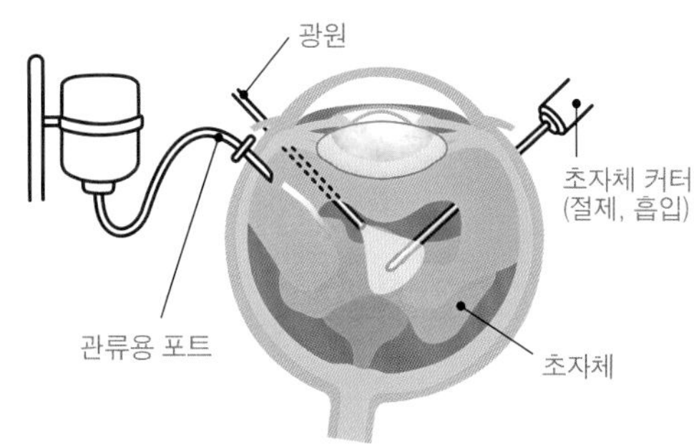

그림 III-13 **초자체 수술 모습**

부분의 혈관 투과성이나 부종의 소실·경감을 시도한다.

②개개 신생 혈관을 파괴한다

③무관류 영역에 광범위하게 실시하여 망막 전체의 산소 수요를 줄여, 혈관 신생을 저지하고, 전 증식 망막증에서 증식 망막증으로 진행이나, 증식망막증의 진행을 저지한다(범망막광응고).

● **초자체 수술(그림 III-13)**

출혈을 반복하는 초자체 출혈, 황반 부종, 견인성 망막 박리에 시행된다.

초자체를 절단·흡인해 생리 식염수 등으로 치환하여 초자체 출혈에 의한 혼탁이나 섬유혈관성 증식막을 제거해, 실명 직전의 환자의 시력을 어느 정도 개선할 수 있다.

● **약물 요법**

황반부종에 대해, 항염증 스테로이드제가 초자체나 테논낭하에 국소 투여되고 있다. 혈관내피 증식인자(VEGF)를 포함해 여러가지 염증 유발 물질을 억제하여 혈관 투과성 개선이 기대되고 있다.

망막증 환자 돌보기의 요점

당뇨병 망막증은 신생 혈관 발생에 의해 초자체 출혈을 반복하여 재수술이 되는 경우도 있다. 그러나, 수술을 실시해도 시력 회복을 기대할 수 없는 경우도 많아, 당뇨병 망막증의 예방·악화 방지에는, 다음 3가지가 중요하다.

당뇨병 망막증의 예방·악화 방지책

- 양호한 혈당 조절을 유지한다
- 혈당의 큰 변동을 일으키지 않는다
- 자각 증상이 없어도 정기적으로 안저 검사를 받는다

자각 증상이 없어, 눈치챘을 때에는 이미 증상이 진행되어 있는 경우를 자주 볼 수 있다. 이런 상태가 되지 않도록 정기적으로 안저 검사를 받도록 교육하고, 환자와의 커뮤니케이션 중에서도, 환자 상태 관찰에서도 조기 발견, 조기 치료를 촉진하는 것이 중요하다.

환자 중에는 예후에 대한 불안과 실명의 공포에 직면한 사람도 있다. 이런 환자의 심리를 잘 이해해 돌보아준다.

NOTE

▶5 **VEGF 저해제**

VEGF(vascular endothelial growth factor) 저해제에 의한 황반 부종 치료는, 시력을 의미 있게 향상시킨다고 보고되었다. 또한 신생 혈관 억제도 기대되고 있다.

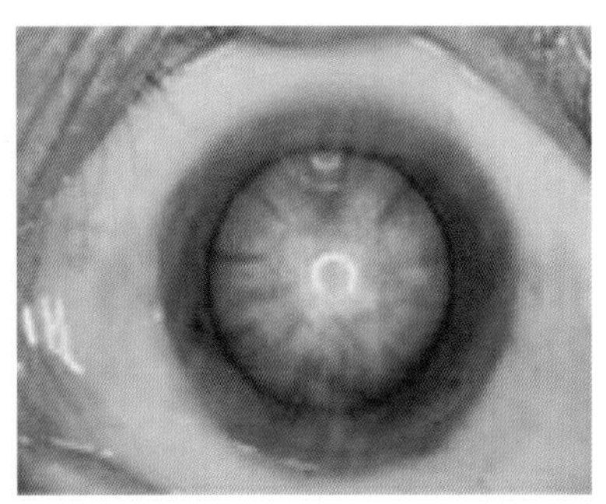

그림Ⅲ-14 백내장

백내장

백내장이란, 수정체 구성 단백의 연령 증가에 의한 혼탁이다(**그림Ⅲ-14**). 자각 증상으로 시력 저하, 눈부심 등을 들 수 있다. 당뇨병에서 백내장 동반 빈도가 높으며, 당뇨병에 합병된 백내장에는, 진성 당뇨병 백내장과 가성 당뇨병 백내장이 있다.

진성 당뇨병 백내장은 40세 이하 1형 당뇨병 환자에게 볼 수 있으며, 급속히 진행한다. 한편, 가성 당뇨병 백내장은 노인성 백내장과 감별이 어렵기 때문에, 빈도는 확실하지 않다. 명확한 당뇨병에 의한 백내장은 25% 정도, 당뇨병 환자에서 백내장이 동반된 사람이 67% 정도라고 보고되어 있다.

당뇨병 백내장은 양안성으로 발병하는 것이 특징이며, 연령 증가성 백내장에 비해 급속히 진행하는 것도 있다.

치료와 예후

점안 치료 등 내과적 치료는 효과가 적고, 연령 증가 백내장처럼 진행하면 수정체 재건술을 시행한다.

당뇨병에 동반된 백내장 수술에서는, 수술을 계기로 망막증이 악화될 우려가 있다. 최근의 보고로는, 백내장 수술후 망막증 악화비율은 20~25%로 되어 있다. 이 때문에 수술 후 안저 관리와 환자 교육이 중요하다.

혈관 신생 녹내장

전안부(우각·홍채 등)에 발생한 미세혈관의 증식성 병변이며, 우각 폐색에 의해 녹내장이 일어난다. 당뇨병 환자의 5% 정도에서 생기며, 초기에는 홍채에만 생겨 안압 상승은 없으나, 경과에 따라 우각에 미쳐 안압이 상승한다.

안내 광응고나 초자체 수술을 시행하나 예후 불량으로 자주 실명한다.

굴절 · 조절 이상

당뇨병 눈 합병증 중 약 6%에서 볼 수 있으며, 원시화와 근시화의 양쪽이 보고되어 있다. 혈당 조절 시작과 동시에 일과성으로 원시화가 일어나고 그 후 서서히 근시화한다고 생각되고 있다.

조절 이상은 혈당이 높을수록 조절력이 낮고, 급속한 혈당 조절에 의해 수정체 팽화가 일어나 조절력도 저하한다. 굴절 이상과 겹쳐 청년에서는 근시 장애가 문제가 된다.

기타 눈 장애

보기 드물지만 당뇨병과 관련된 안과 질환이 있다.

● **각막 장애(발생 빈도2%)**

각막 상피증, 각막내피, 각막 신경병증 등이 있으며, 서로 관련되어 있다. 증상으로는 결막 충혈, 이물감, 안통, 시력 저하 등이 있다. 일단 발병하면 장기화하는 경향이 있어, 최악의 경우에는 각막 혼탁을 남겨, 고도의 시력 저하를 일으키기도 한다.

각막 장애에는 우선 각막 보호제를 점안한다. 효과가 없으면 치료용 소프트 콘택트 렌즈, 압박 안대 등을 착용한다.

● **홍채 모양체염**(발생 빈도 0.8%)

20대, 50대에 많이 볼 수 있으며 망막증 병기와 상관이 없다. 급성으로 발병하는 양안의 재발성 질환이나 예후는 양호하다. 치료 방침은, 산동제, 국소 항생제, 스테로이드제 투여가 기본이다.

● **안구근 마비**(발생 빈도 0.2%)

동안신경, 외전신경, 활차신경 등에 마비가 일어나, 그 결과 나타나는 안구 운동장애를 안근 마비라고 한다. 동안신경 마비, 외전신경 마비가 대부분이다. 중노년에 돌발적으로 생기며, 당뇨병의 이환기간, 치료법, 혈당 조절 상태, 망막증과의 상관은 별로 없다.

당뇨병성 안구근 마비에는, 비타민 B, 혈관 확장제, 순환 개선제 등의 약물 요법을 시행 한다. 대부분 3~4개월 이내에 호전된다(p 119 참조).

● **허혈성 시신경병증**(발생 빈도 0.1%)

시신경 영양 혈관의 순환 장애가 원인이다. 고령 환자에서 한쪽 눈에 급격한 시력 저하가 있으며, 나중에 다른 눈에 발병하는 경우도 있다. 시야 이상의 대부분은 하반맹을 나타낸다.

시력 저하, 실명한 당뇨병 환자 돌보기

당뇨병의 눈 합병증 환자에서는, 시력 저하·실명에 의한 보행 곤란, 문자의 읽고 쓰기, 일상생활이 불편한 등이 나타난다. 당뇨병 망막증이 진행되어 실명에 이를 무렵에는, 다른 전신 합병증이 있는 경우도 적지 않고, 사회복귀에 많이 어려움이 따른다. 시각 장애자를 위한 시설 등을 적극적으로 이용해, 보행 훈련, 일상 생활 동작의 훈련 등을 실시해서, 사회복귀를 위한 희망의 문을 닫지 않을 필요가 있다.

실명 후에도 인슐린 치료가 필요한 환자도 있다. 이런 경우에는, 필요한 단위를 클릭음으로 설정할 수 있는 펜형 주사기를 이용한다. 실명 상태에 이르지 않아도 확대경, 확대 독서기 보조 기구를 사용 한다.

Column **당뇨병 눈 수첩의 활용**

일본 당뇨병 눈학회에서 무료로 발행하는 '당뇨병 눈 수첩'은 내과와 안과의 제휴에 도움이 된다. 이 수첩에는 안저 소견이나 다음 번의 진료일이 기재되어 있으므로, 정기적 점검에 활용할 수 있다. 원내에 안과가 없는 시설에는 추천된다.

<문헌>
1) 나카에공유: 일본 시각 장애 현황. 망막맥락막 시신경 위축증에 대한 연구. 2005
2) 이시고우오카 히토시: 당뇨병 망막증은 이런 병이다. 당뇨병 진료마스터 4(5):601. 2006

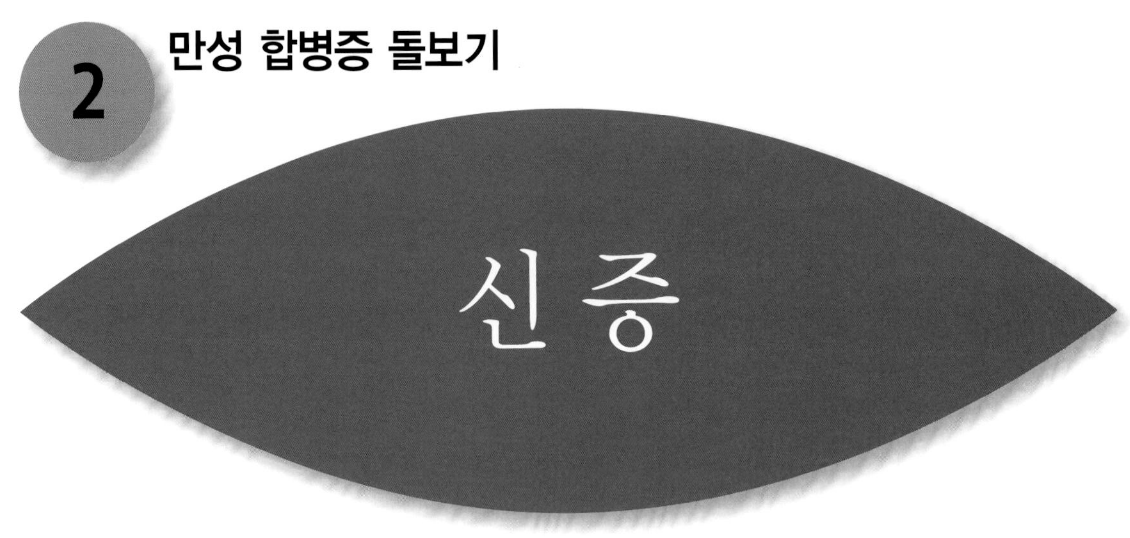

투석 원인 중 제1위

최근 당뇨병 신증이 증가하여 신규 투석 도입 환자의 원인 질환 제1위였던 만성 사구체신염을 대신해 40% 이상을 차지하고 있다.

당뇨병 신증은 환자의 QOL을 현저히 해칠 뿐 아니라, 투석 도입 후 5년 생존율이 약 50%로, 최근의 악성종양 5년 생존율 개선과는 대조적으로 예후가 불량하다. 투석 환자는(NOTE 1) 매년 계속 증가하고 있다.

당뇨병과 신기능

신장의 역할은 '체액량 조절과 항상성 유지' 이다. 신장에는 많은 혈관이 모여 1분에 약 1 L의 혈액이 유입된다. 또 1일 150 L의 수분(원뇨)이 신장 사구체에서 여과되나, 99%의 영양이나 미네랄 성분은 재흡수된다.

게다가 적혈구 생산을 촉진하는 에리스로포에틴이라는 호르몬이나 비타민 D3 활성화 등, 조혈이나 골대사에 관련하는 내분비 기능도 신장의 중요한 역할의 하나이다.

당뇨병으로 고혈당이 계속 되면, 이런 신기능에 장애가 나타난다.

발생 기전

신장 한개에 100만 개의 사구체가(NOTE 2) 있다. 사구체에서 여과되어 만들어진 원뇨는 보우만낭에 모아지고 세뇨관으로 흐른다. 세뇨관은 신장 피질에서 수질을 지나 다시 원래의 사구체로 돌아오는 고리(루프) 구조로 되어 있다. 원뇨가 이 고리를 통과하는 동안 다양한 물질의 재흡수나 분비가 일어나 소변으로 배출된다(**그림Ⅲ-15**).

사구체는 모세혈관과 사구체의 여과 기능을 조절하는 메산지움 영역으로 구성되어 있다. 당뇨병에서 고혈당이 지속되면, 사구체의 혈류 동태에 이상을 일으킬 뿐 아니라, 메산지움 영역 안에 있는 세포내 대사이상이 나타난다. 이를 계기로 사구체의 세포외 기질 증가가 일어나서 사구체의 모세혈관 내강이 좁아지고, 또한 세뇨관 간질에 염증 세포의 침윤이나 섬유화 등이 일어나 최종적으로 사구체 경화나 세뇨관 간질장애의 결과 신 증후군이나(NOTE 3) 신장 기능저하로 진행한다(**그림Ⅲ-16**).

NOTE

▶1 투석 환자와 의료비
일본 총 의료비 약 33조엔 중 약 4%가 당뇨병 신증을 포함한 말기 신부전 환자의 투석 의료에 소비되고 있다.

▶2 사구체
사구체는 보우만낭이라는 주머니 안에 모세혈관이 실뭉치처럼 뭉쳐져 있는 것이다.

▶3 신 증후군
사구체 기저막의 투과성 항진에 의한 고도의 단백뇨(3.5 g/일 이상)로, 혈청 총단백 6.0 g/dL 이하의 저단백혈증 또는 혈청 알부민 3.0 g/dL 이하의 저알부민혈증을 일으킨 병태를 가리킨다. 부종이나 지질이상증을 동반하는 경우도 많으며, 치료는 염분 제한과 이뇨제를 사용한다.
당뇨병 신증에서, 다른 신질환에 비해 고도 부종이 나타나는 환자가 많다. 이뇨제로 부종조절 이 안되어 심부전이나 폐수종을 일으키면 체외 한외여과법(extracorporeal ultrafiltration method, ECUM)를 일시적으로 도입하는 경우도 있다.

신장
요관
방광
수입세동맥
사구체모세혈관
수출세동맥
소엽간동맥
사구체
요세관

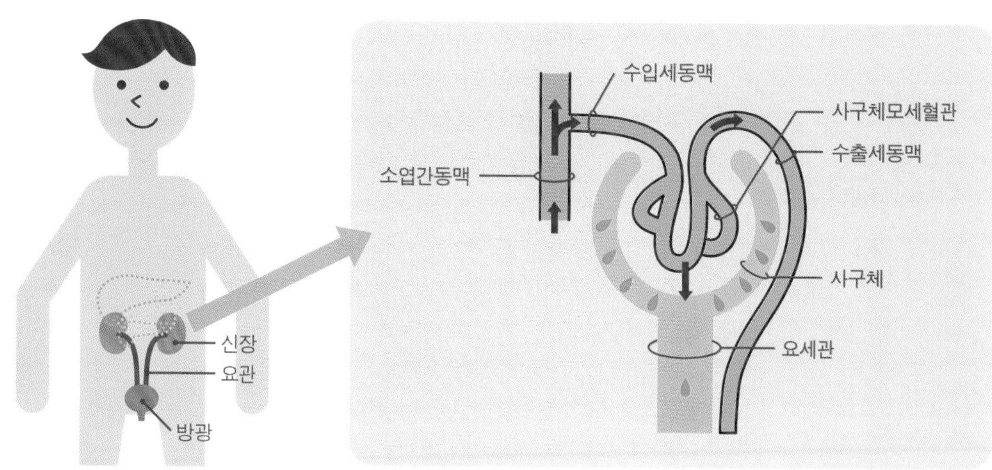

그림Ⅲ-15 **신장의 기능**

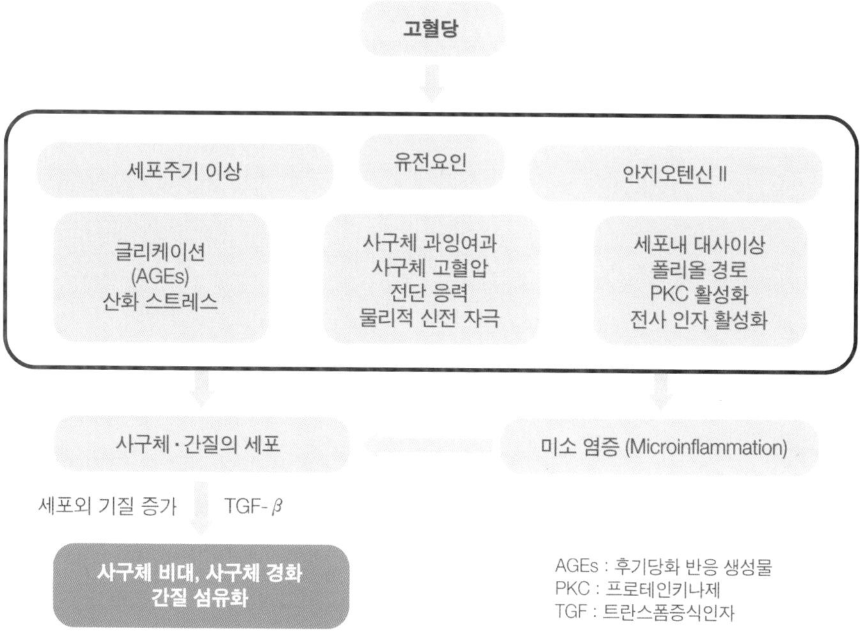

고혈당
세포주기 이상
유전요인
안지오텐신 Ⅱ
글리케이션
(AGEs)
산화 스트레스
사구체 과잉여과
사구체 고혈압
전단 응력
물리적 신전 자극
세포내 대사이상
폴리올 경로
PKC 활성화
전사 인자 활성화
사구체·간질의 세포
미소 염증 (Microinflammation)
세포외 기질 증가
TGF-β
사구체 비대, 사구체 경화
간질 섬유화
AGEs : 후기당화 반응 생성물
PKC : 프로테인키나제
TGF : 트란스폼증식인자

그림Ⅲ-16 **당뇨병 신증 발생 기전** 문헌1)

또 당대사 이상뿐 아니라, 고혈압이나 지질대사 이상, 또 유전적 소인 등도 당뇨병 신증 진행에 밀접하게 관여하는 것을 알게 되었다.

진단

당뇨병 신증은 대부분 소변 검사에 의한 미량알부민뇨나(NOTE 4) 단백뇨의 양, 소변 및 채혈에 의한 신기능 검사인 크레아티닌 정소율(Ccr)이나 사구체여과율(GFR) 측정, 혈청 크레아티닌(sCr) 에 의

NOTE

▶4 미량 알부민뇨 계산

소변은 수분 섭취나 탈수 등의 영향을 받기 쉬워 항상 농도가 변화한다. 이 오차를 보정하기 위해 1일 크레아티닌 배출량 1g을 이용하여 알부민량을 계산한다.

표Ⅲ-6 당뇨병 신증의 병기 분류

	임상 소견		특징
	단백뇨(알부민)	GFR	
제1기(신부전 전기)	정상	정상, 때로 증가	자각 증상 없음
제2기(조기 신증기)	미량 알부민뇨		자각 증상 없음 미세혈관 합병증이 발생하기 쉽다
제3기A(현성 신증 전기)	지속성 단백뇨1 g/일 미만	60 mL/분 이상	신증후군, 고혈압
제3기B(현성 신증 후기)	지속성 단백뇨1 g/일 이상	60 mL/분 미만	다리 부종
제4기(신부전기)		심한 저하(sCr 상승)	전신 부종, 체중 증가, 흉수 저류 심부전
제5기(투석 요법기)	투석 요법중		

문헌2)

해 진단한다. 확정 진단으로 엄격하게는 신장 생검에 의한 병리 진단을 실시한다.

임상병기 분류

당뇨병 신증은 임상 경과에 따라 다음과 같이 분류된다(**표Ⅲ-6**).

제1기는 임상적으로 당뇨병 신증이라고 진단할 수 없는 상태이며 자각 증상도 없다. 제2기는, 미량 알부민뇨(수시뇨 30 mg/gCr 이상, 300 mg/gCr 미만)가 존재하며, 조기 신증기라고 부른다. 신기능은 정상이기 때문에 자각 증상은 없으나, 미세혈관 합병증이 발생되기 쉬운 시기이다. 제3기는 알부민뇨가 300 mg/gCr 이상(현성 단백뇨) 지속되는 시기이다. 이때가 되면 부종 등 자각 증상이 나타나기도 한다. 증상 진행에 따라 GFR이 저하되는 한편, 단백뇨가 증가(제4기)하고, 제5기에는 투석 요법이 시작된다.

병기별 치료

진행된 당뇨병 신증은 쉽게 원래 상태로 돌아가지 않기 때문에, 제2기, 제3기A의 혈당 관리는 특히 중요하다.

또 당뇨병 신증 치료는 혈당 조절(NOTE 5)이 주된 치료이므로, 식사나 운동 등 생활습관 관리가 가장 중요하다. 그러나 이것은 병기에 따라 차이가 있으며(**표Ⅲ-7**), 각 병기에 알맞은 생활과 운동 교육을 실시할 필요가 있다.

실제로 환자를 돌볼 때, 환자의 질병에 대한 인식이나 자기 관리에 대처하는 환자의 심리 상태 파악에 노력한다.

제2기(조기 신증)~제3기A(현성 신증 전기)

제2기~제3기A에는 집중적 치료에 의해 어느 정도 호전이 가능하다고 되어 있다.

● **식사 요법**

제2기까지는 표준 체중과 신체 활동량으로 계

NOTE

▶5 혈당 조절 목표
당뇨병 신증 예방을 위한 엄격한 혈당 조절 효과가 Diabetes Control and Complications Trial (DCCT), United Kingdom Prospective Diabetes Study(UKPDS), Kumamoto Study 등의 임상시험으로 알려졌다. 이런 결과에 의해 혈당 조절 목표 HbA1c<6.5%가 권고되고 있다.

산한 적절한 에너지 섭취가 기본이다(p 38 참조).

제3기A에는 당뇨병식을 단백제한식으로 바꾼다. 지금까지 환자의 식습관에 대한 정보나 문제점을 영양사와 상의하여, 실천적이고 실현 가능한 영양 프로그램을 작성한다.

● **운동 요법**

미량 알부민뇨가 출현하고 있어도, 신기능이 저하되지 않았으면 유산소 운동을 1회 30분 정도, 주 3일 이상 실시하도록 교육한다. 운동은 약물 치료를 받고 있는 환자에서 식후 실시를 원칙으로 하나, 식사 요법과 운동 요법만 시행하는 환자에서는 저혈당 위험이 없기 때문에 식전에 해도 좋다.

당뇨병 신증 환자의 운동 부하 검사에서 미량 알부민뇨 배설 증가나 세뇨관 장애 가능성의 보고도 있다.

제3기 이후에는 운동에 의해 신혈류량이 저하될 수 있어, 단백뇨 악화나 GFR 저하도 발생하니 주의가 필요하다.

● **돌보기 요점**

제2기 이전 합병증이 진행되지 않은 시기에는, 당뇨병의 병태나 치료법, 합병증에 대한 개별 교육이나 집단 교육을 이용하여 당뇨병에 대한 지식을 깊게 하는 것이 중요이다. 자각 증상이 없다고 통원을 중단하지 않도록 교육하는 것도 중요하다.

환자의 생활 습관에 대한 정보를 충분히 수집하여, 무리없이 자기 건강 관리를 실시할 수 있도록 돌보아 준다.

제2기~제3기A 소변 알부민 배설량이 증가하여 현성 단백뇨가 된다. 신장내과 전문의가 치료에 참가하여 당뇨병 합병증 예방을 목적으로 한 관리에서 신장 보호를 중심으로 한 치료로 방침을 전환해 나가는 시기이다. 이 점에 대해 시간을 두고 설명한다. 이대로 방치하면 가까운 장래에 말기 신부전·투석이라는 경과로 진행할 가능성이 있으나, 한편으로 올바른 치료로 방향을 바꾸면 진행을 늦추거나 원상태로 돌아갈 수 있음을 열심히 설명한다.

식사 요법의 대처 정도나 실현도를 정기적으로 평가하는 것도 중요하다.

제3기B(현성 신증 후기), 제4기(신부전기)

제 3기B 이후에는, 신기능 저하가 진행되어 신증후군을 나타내는 환자의 비율이 증가 한다.

● **식사 요법**

이전에 시행하던 당뇨병 식사 내용을 답습하지만 신장병 식사의 기본인 영양상태 유지와 신기능 저하 진행 억제를 목적으로 한 단백 제한식을 시행하고, 섭취 칼로리를 증가시킨다. 단백 제한식으로는 단백질의 에너지 배분 비율이 10% 이하가 되므로, 필연적으로 당질과 지방질의 배분 비율이 높아진다.

또한 체액·전해질 균형을 유지하기 위해 염분 제한이나 고칼륨혈증에 대한 칼륨 제한도 병기나 상태에 따라 추가한다.

만성 사구체성 신장염에 의한 신부전 환자와 달리, 치료를 위한 단백 제한 결과로 나타나는 혈당이나 지질 조절에 나쁜 영향에 세심한 주의가 필요하다.

● **운동 요법**

제3기B 체력을 유지할 수 있는 정도의 운동만 해야 한다.

제4기 신경병증이나 망막증, 심혈관 합병증 동반이 많아 산책이나 체조 정도로 제한한다. 신증후군으로 부종이 있으면 원칙적으로 운동을 금지해 안정을 유지하는 것도 중요하다. 자율 신

표Ⅲ-7 **당뇨병 신증 환자의 돌보기**

병기	일반 생활	식사			
		총 칼로리 (kcal/kg/일)	단백질 (g/kg체중/일)	소금주1) (g/일)	칼륨 (g/일)
제1기 (신증 전기)	●보통 생활	25~30		제한 없음	제한 없음
제2기 (조기 신증기)	●보통 생활	25~30	1.0~1.2	제한 없음	제한 없음
제3기 A (현성 신증 전기)	●보통 생활	25~30	0.8~1.0	7~8	제한 없음
제3기 B (현성 신증 후기)	●경도 제한 ●무리하지 않는 생활	30~35	0.8~1.0	7~8	경도 제한
제4기 (신부전기)	●제한	30~35	0.6~0.8	5~7	1.5 미만
제5기 (투석 요법기)	●경도 제한 ●무리하지 않는 생활	혈액 투석(HD)주4) : 35~40	1.0~1.2	7~8	1.5 미만
		지속 복막투석 (CAPD)주4) : 30~35	1.1~1.3	8~10	경도 제한

주1) 고혈압 동반에서 6 g/일 미만 권고.
주2) 소변 단백량, 고혈압 정도에 따라 제한 한다. 증식 망막증 동반에서는 신증 병기와 관계없이 심한 운동을 제한한다.
주3) '식품교환표' 의 당뇨병 신증 식사 요법 참조.
주4) HD, CAPD 환자는 이화 작용이 항진되어 총에너지 섭취량은 당뇨병 치료보다 약간 늘어난다(CAPD 환자에서 복막투석 중 포도당이 복막에서 일부 흡수된다).

경병증이 합병되면 일어설 때 눈 앞이 캄캄해지거나 돌연사 위험이 있기 때문에 운동은 금지한다. 운동 시행에 세심한 주의가 필요하다.

●약물 요법

신기능 장애가 있는 환자는 젖산 산증을 일으킬 가능성이 높아 비구아니드는 금기이다. α-GI 이외의 경구 혈당 강하제도 감량 등의 신중 투여나 금기가 되며, 원칙적으로 인슐린 치료로 혈당을 조절한다. 신증에서 안이한 SU제 투여를 계속하면 중증 지연성 저혈당으로 사망에 이르는 경우가 있다. 당뇨병 전문의 지시하에 인슐린 치료로 변경한다.

운동[주2]	근무	가사	돌보기 요점
● 원칙적으로 당뇨병의 운동 요법을 실시한다	● 보통 근무	● 보통	● 당뇨병 식사요업으로 혈당 조절, 단백질 과잉 섭취에 주의한다
● 원칙적으로 당뇨병의 운동 요법을 실시한다	● 보통 근무	● 보통	● 당뇨병 식사요법으로 엄격한 혈당 조절, 고혈압 치료, 단백질을 과잉 섭취하지 않도록
● 원칙적으로 운동이 가능하나 병태에 따라 정도 조절은 필요 ● 과도한 운동은 불가	● 보통 근무	● 보통	● 엄격한 혈당 조절, 고혈압 치료, 단백질 제한[주3]
● 운동 제한 ● 체력을 유지할 정도의 운동은 가능	● 경도 제한 ● 업무 종류에 따라 보통 근무~좌업까지 정도	● 제한 ● 피로감이 없을 정도	● 혈당 조절, 혈압 치료, 저단백식[주3], 부종이나 심부전 유무에 따라 수분 제한
● 운동 제한 ● 산책, 체조 가능	● 가벼운 근무~제한 근무 ● 무리하지 않는 범위의 좌업을 주로 ● 잔업, 야근은 제한	● 제한 ● 피로감이 없을 정도	● 혈당 조절, 혈압 치료, 저단백식[주3], 부종이나 심부전 유무에 따라 수분 제한
● 원칙적으로 가벼운 운동 ● 과격한 운동은 불가	● 원칙적으로 가벼운 근무 ● 초과 근무, 잔업 제한	● 보통 정도는 가능 ● 피로가 남지 않을 정도의 수준	● 혈당 조절, 혈압 조절 ● 투석 요법 또는 신이식 ● 수분 제한

문헌3)

● 돌보기 요점

식사 요법이나 운동 제한을 이전보다 엄격하게 한다. 제4기가 되면, 이뇨제나 칼륨 흡착제, erythropoietin제 등의 사용 약제 증가로 약제 관리가 중요하게 된다. 또 약제 증가에 의해 경제적 또는 정신적 부담이 늘어난다. 이 시기에 신기능 저하나 부종 등의 자각 증상이 나타나서 과거의 혈당 조절을 후회하는 환자도 적지 않다. 한편 "의사가 신장이 그렇게 나빠다고는 말하지 않았다" 고 말하는 등 현재 상태를 받아들이기 어려운 환자도 있다.

환자가 자신의 상태를 올바르게 인식해 보다 좋은 치료를 실시할 수 있도록, 심리적 측면을 지원하여 돌본다.

제5기(투석 요법기)

일반적으로 Cr 8 mg/dL 이상에서 투석요법을 도입한다. 임상 증상과 일상생활 장애도 등을 고려한 투석 요법 적응 기준(**표Ⅲ-8**)을 만족하면 8 mg/dL 이하에서도 도입할 수 있다. 특히 당뇨병

표Ⅲ-8 일본의 만성 신부전 투석 도입 기준

Ⅰ.임상 증상
1. 체액 저류(전신 부종, 고도의 저단백혈증, 폐수종) 2. 체액 이상(관리 불능의 전해질·산염기 평형 이상) 3. 위장 증상(구역, 구토, 식욕 부진, 설사 등) 4. 순환기 증상(중증 고혈압, 심부전, 심낭염) 5. 신경 증상(중추·말초신경병증, 정신장애) 6. 혈액 이상(고도 빈혈, 출혈 경향) 7. 시력 이상(요독증성 망막증, 당뇨병 망막증) 이상 1~7의 항목 중 3개 이상을 고도(30점), 2개를 중등도(20점), 1개를 경도(10점)로 한다.
Ⅱ.신기능
Cr 농도(mg/dL)[CCr(mL/분)] 8 이상(10 미만) : (30점) 5~8 미만(10~20 미만) : (20점) 3~5미만(20~30미만) : (10점)
Ⅲ.일상 생활의 장애 정도
• 요독증 증상으로 일어날 없는 고도(30점) • 일상생활이 현저히 제한되는 중등도(20점) • 통근, 통학 또는 가정내 활동이 어려운 경도(10점) • 추가 조건으로 10세 미만, 65세 이상의 고령 및 전신성 혈관 합병증이나 전신 상태에 현저한 장애가 있으면 10점을 가산한다.
평가 :
총 합계 60점 이상에서 투석을 도입한다.

신증은 신증후군에 의한 저단백혈증 결과, 수분 과잉으로 긴급 투석을 시행하는 일도 자주 경험한다.

만성 신부전의 근치 요법은 신장 이식이나 당뇨병 신부전에 대한 신장 이식은 크게 보급되어 있지 않다.

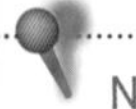

NOTE

▶6 ACE-I, ARB
사구체의 수출 미세동맥을 확장해 사구체 내압을 저하시키는 기능에 의해 당뇨병 신증 진행을 예방하고, 미량 알부민뇨에 효과적이다.

● **돌보기 요점**

당뇨병을 동반하지 않는 신장병과 병태가 다르므로 당뇨병 신증용 교육 스케쥴을 이용한 환자 교육을 시행할 필요가 있다.

엄격한 단백 제한으로 칼로리 부족으로 영양 불량을 나타내기도 한다. 외관상 체중은 불변이어도, 영양 불량에 의해 근육이 감소되며, 눈치채지 못하면 수분 축적으로 인해 심부전이 일어난다. 예방에는 평소부터 부종 유무 확인이 중요하다.

투석 환자의 식사 제한을 위해 장기적 대책이 필요하다. 영양사의 도움으로 환자의 자기 건강 관리에 무리가 생기지 않게 적당히 조정한다.

혈액 투석의 경우 투석 일과 비투석 일에 식사시간을 포함한 일상생활 패턴이 다르며, 혈액 투석액에 의한 영향으로 혈당 변동이 많아진다. 따라서 투석 일과 비투석 일에 인슐린 주사량을 변경하는 경우도 있어 주의가 필요하다.

복막 투석의 경우 투석액 중의 포도당 농도가 혈당 조절에 영향을 준다. 따라서 투석액 변경에서 주의가 필요하다. 혈당 자가 측정(SMBG, p 32 참조)을 빈번히 실시해 혈당 변동을 파악한다.

신성 빈혈에서 erythropoietin제를 사용하는 환자에서 HbA1c가 저하되는 경향이 있어 정확성이 부족하므로 글리코알부민을 이용한다.

혈압 관리

2형 당뇨병에서 고혈압이 다수 동반되며, 고혈압은 신기능 장애 진행을 일으키는 위험 인자이다.

일반적으로, 당뇨병 환자는 혈압 130/80 mmHg 미만을 혈압 강하 목표로 하며, 단백뇨가 1 g/일 이상인 환자에서는 125/75 mmHg 미만으로 더욱 엄격한 조절이 권고되고 있다. 따라서 염분 제한을 중심으로 한 식사 요법뿐 아니라 약물 요법도 실시한다. 레닌-안지오텐신계(RA계) 저해제인 안지오텐신 전환효소제(ACE-I), 안지오텐신 II 수용체길항제(ARB)이 1차 선택제로 사용되고 있다. NOTE 6

지질 관리

당뇨병에서는 저밀도 지단백(LDL) 증가 등 지질이상증 동반이 많으며, LDL 자체가 당뇨병 신증의 진행 인자라는 보고도 있다. 엄격한 식사요법뿐 아니라 HMG-CoA 환원효소 저해제(스타틴) NOTE 7 등 강력한 LDL 저하 작용을 갖는 약제를 사용하며, 이러한 지질이상증 치료도 단백뇨 감소나 신기능 저하 억제에 도움이 되고 있다.

Column 만성 신장병으로 당뇨병 신증 단계 분류

2005년 Kidney Disease Outcomes Quality Initiative(K/DOQI)는 만성 신장병(chronic kidney disease, CKD)의 진단과 스테이지 분류를 개정하였으며, GFR 추정식(eGFR)이 정식으로 결정되었다(표 B).

CKD 스테이지는, 연령과 성별, sCr치에서 계산출한 eGFR치를 기초로 분류한다. 당뇨병 신증도 이 값을 기초로 만성 신장병을 분류하려는 시도가 시작되었다.

표 B K/DOQI-KDIGO에 의한 만성 신장병 단계 분류

단계	정의		eGFR (mL/분/1.73m^2)
	신장애	신기능	
1	있음	정상 이상	90 이상
2	있음	경도 저하	60~89
3	있음	중등도 저하	30~59
4	있음	고도 저하	15~29
5	신부전		15 미만

당뇨병 신증의 스테이지는, 알부민뇨와 GFR치를 기초로 병기를 분류하여 알부민뇨를 우선하고 있다. 그러나 CKD 분류에서는 eGFR만을 고려하여 '명확한 알부민뇨 없이 eGFR 60mL 분/1.73 m^2 미만의 경우'가 당뇨병 신증의 병기 분류로 제1기에 해당하는 환자가 CKD 분류에서는 스테이지 3~5로 분류되는 문제가 있다. 당뇨병 신증에서 CKD 스테이지 분류 이용에 대해서는 향후 검토가 필요하다.

NOTE

▶7 HMG-CoA 환원효소 저해제(스타틴)

체내에서 콜레스테롤 생합성 효소의 속도조절효소이다. HMG-CoA 환원 효소를 특이적으로 저해하여 콜레스테롤 생성을 억제하여 세포내 콜레스테롤량을 저하시킬 뿐 아니라, 간에서 LDL 수용체를 활성화시켜 혈중에서 LDL 콜레스테롤 유입을 촉진시킨다. 중증 부작용으로 횡문근 융해증이 있다.

<문헌>
1) 요코노 히로시: 새로운 진단과 치료의 ABC 61/신장 7 당뇨병성 신증. 최신의학사. 2009
2) 마츠오 세이치: 만성 신장병(CKD) 진료 가이던스. 메디칼리뷰사. 2008
3) 일본 당뇨병학회편: 당뇨병 치료 가이드. 문광당. 2010

2 만성 합병증 돌보기

신경병증

잘 알 수 없는 자각 증상

항상 바쁜 당뇨병 외래에서 신경병증은 희미한 그림자 같은 존재일 수도 있다. 당뇨병 전문의도 정기적으로 신경병증 검사를 잘 시행하지 않거나, 증상을 잘 묻지 않아 자칫하면 후회하기 쉽다. 그 이유는,

① 증상이 발끝에서 눈·뇌·심장·위장관·피부 등 전신에 이른다.

② 망막증의 안저 검사나 신증의 소변 검사에 비해 확립된 검사법이나 진단법이 없다.

③ 혈당 조절 이외에 효과적인 치료법이 없다.

등을 들 수 있다. 그리고 일단 증상이 나타나면 이미 늦어 심각한 병태로 진행된 사람도 많다. 이것이 당뇨병 신경병증의 전체상이다.

기억해 두어야 할 3가지 신경병증

주된 것은 3가지—다발 신경병증, 자율 신경병증, 단발 신경병증—이다.

다발 신경병증

당뇨병 신경병증의 대부분을 차지하는 것은 다발 신경병증이다. 그러나 발생 빈도는, 통계에 따라 크게 달라 당뇨병 환자의 10~ 90%에 이른다. 이것은 대상의 차이뿐 아니라, 검사 방법이나 자각 증상의 인정 방법도 관련된 것 같다.

●증상

장애가 진행되지 않으면 증상을 자각하지 못하며, 이것은 망막증이나 신증에서와 같다.

중요한 요점은 다음 3가지이다(**표Ⅲ-9**).

다발 신경병증 증상의 특징

- 좌우 대칭
- 먼저 발끝에서
- 날에 따라 증상 변화가 없다

이상의 소견을 자세히 묻지 않으면 정확한 진단이 어려워진다.

증상은 반드시 좌우 대칭으로 나타난다. 장애의 원인이 고혈당에 의한 신경 변성이며, 오른쪽 반신만 혈당이 높은 사람은 없기 때문에 좌우 차이가 있으면 그것은 당뇨병 이외의 다른 요인(대

부분 정형외과적 질환)을 의심할 필요가 있다.

또 신경은 긴 섬유부터 장애가 발생하므로, 증상은 발끝이나 발바닥에서 시작된다. 경험적으로 하지 증상이 상당히 진행되지 않으면 손의 증상은 나타나지 않는다.

비오기 전날의 괴로움이나 가끔 편한 날이 있는 등으로 날에 따라 증상이 바뀌는 것은 당뇨병성이 아니다. 신경 변성은 장기간에 걸쳐 서서히 진행되기 때문이다. 그러나 밤이 되면 증상이 악화되는 경우는 자주 있다.

처음에는, "발바닥에 종이가 한 장 붙어 있는 것 같다", "항상 자갈을 밟고 있는 것 같다" 같은 느낌이 든다는 호소를 듣는다. 그리고 "불쾌한 통증"에서 "심한 통증"으로 증상이 악화되나, 최종적으로 신경이 완전히 파괴되면 반대로 증상이 사라지기도 한다.

표Ⅲ-9 당뇨병 다발 신경병증의 간편 진단 기준

필수 항목(다음 2가지)
1. 당뇨병이 있다 2. 당뇨병 신경병증 이외의 말초 신경병증을 부정할 수 있다
조건 항목(다음 3중 2)
1. 당뇨병 신경병증에 의한 자각 증상 2. 양측 아킬레스 건반사 저하 또는 소실 3. 양측 내과 진동각 저하(C 128 음차에서 10초 이하) * 주의 사항 당뇨병 신경병증의 자각 증상은, ① 양측성 ② 발가락 끝이나 발바닥의 저림, 통증, 이상 감각 ③ 상지만의 증상이 아니다
참고사항
1. 신경 전도검사에서 2개 이상의 신경이 각각 1항목 이상의 검사(전도 속도, 진폭, 잠시)에서 이상이 있다 2. 임상적으로 명확한 당뇨병 자율 신경병증이 있다 (자율 신경 기능검사로 이상 확인)

처음에는 발바닥에 얇은 종이가 한 장 붙어 있는 느낌이다. 점점 저릿저릿하기 시작하고, 곧 무엇인가 스치는 듯이 찌릿하게 된다. 아파서 잠을 뒤척이게 되고 철사로 케이지를 만들어 발에 걸어 이불이 닿지 않게하여 겨우 잘 수 있게 되었다.

● **검사법(표Ⅲ-10)**

검사법에는, 건반사, 진동각 검사, 모노필라멘트 검사, 그리고 신경 전도 속도 측정 등이 있다. 일반적으로 추천 되는 것은 아킬레스 건반사와 내과(안쪽 복사뼈)의 진동각 검사이다. 이 2가지에 자각 증상을 더하여 간편한 진단 기준으로 이용되고 있다(**표Ⅲ-9**).

그러나 건반사는 정상인에서도 저하될 수 있으며, 진동각은 정량화가 어려운 단점이 있다.

● **치료법**

초기에는 혈당 조절로 증상이 개선되는 경우가 있다. 자각 증상이 나오기 전에는 알도스 환원효소 억제제(일본에서만 판매되는 이팔레스타트)를, 자각 증상이 출현한 다음에는 메코바라민 제제를 사용하나 크게 효과는 없다.

통증에 대해 항우울제나 항경련제를 사용하나 불충분한 경우도 많고, 새로이 발매된 프레가발린은 졸음 등의 부작용에 주의해 사용하면 효과적인 약제이다.

다발신경병증은
"양쪽 발끝에서부터
서서히"

● **돌보기 요점**

[가장 중요한 것은 혈당 조절]

다발 신경병증의 원인은 고혈당에 의한 신경 변성이므로 혈당 조절이 가장 중요하다.

[발 점검도 효과적]

감각 장애에 의해 상처나 더운물에 의한 저온

표Ⅲ-10 감각 신경 검사법

검사	방법
아킬레스 건반사 검사	침상에 무릎을 대고 양손을 뻗어 벽에 대고 선 자세에서 반사 햄머로 두드려 반사를 본다.
진동각 검사	음차를 사용하여 양쪽 내과와 양 손목에 진동을 주어, 잔동을 느끼는 시간을 측정하여 심부 감각 장애 정도를 본다.
모노필라멘트 검사	모노필라멘트를 이용하여 감각 마비 정도를 본다.
신경 전도 속도 측정	감각신경의 전기 자극으로 자극 전달 속도로 감각 상태를 본다.

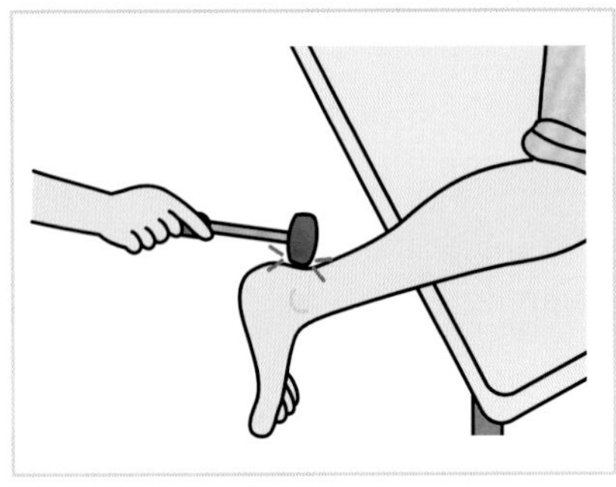
아킬레스건 반사 검사

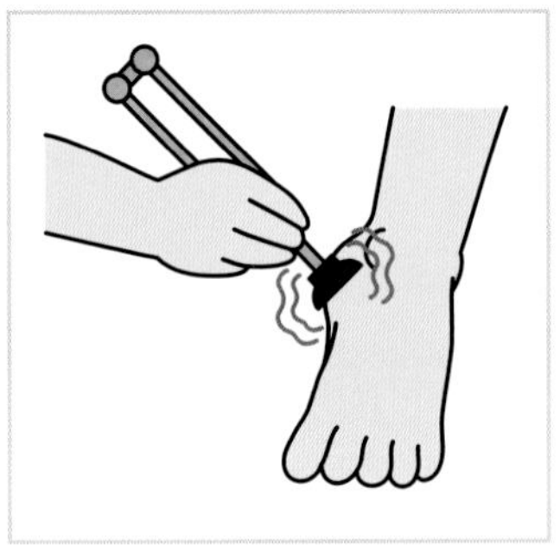
진동각 검사

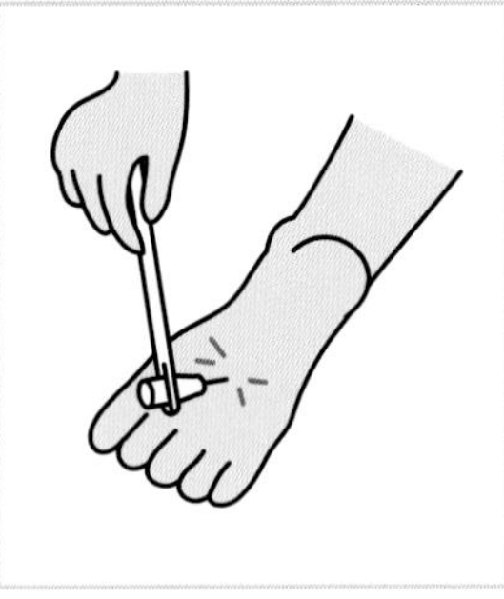
모노필라멘트 검사(촉각 검사)

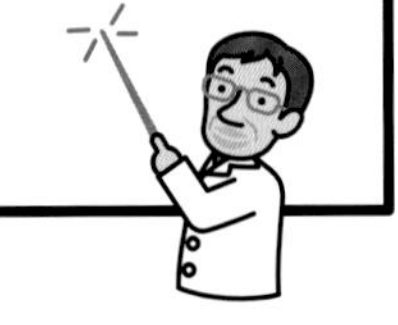

자율 신경병증이 심해지면 생명에 위협

화상을 눈치채지 못한 경우도 있다. 신경병증 검사와 동시에 발 병변 유무를 확인한다.

발의 청결을 유지하지 않는 사람은 의외로 많고, 발톱 무좀도 많이 볼 수 있다. 이런 경우의 예방을 포함하여 적어도 1년에 한 번은 양말을 벗고 발을 관찰해야 한다. 진료시 맨발을 보이기에 꺼리는 사람도 있으므로, "다음 진료 때 보여주세요" 미리 일러두면 좋다.

자율 신경병증

의식하지 못하는 사이에 몸에 필요한 조절을 하는 것이 자율 신경이다. 더우면 체온을 내리기 위해 땀을 흘리고, 식후에는 위장을 적당히 움직이고, 일어설 때 심장과 혈관이 작동하여 혈압을 유지해 준다. 배뇨에도 자율 신경은 깊이 관여하고 있다. 이와 같이 많은 일을 하는 자율 신경은 고혈당에 의한 장애가 생기기 쉽다. 그러나 장애 부위는 사람에 따라 제각각이어서 조기진단이 어렵고 증상이 나타나면 치료하기 어렵다.

● 증상

구체적 증상으로, 발한 장애, 위장관 운동장애(p 142), 기립성 저혈압, 부정맥, 신경성 방광(p 136), 발기 장애(p 140) 등이 있다.

● 돌보기 요점

[기립성 저혈압]

조심하고 있어도 생각하지 않게 증상이 나타났다. 진행하면 의식이 완전히 소실되어 생명에 위협이 되는 사고가 일어나는 경우도 있다.

증례

N씨(50대, 여성)

거대아를 출산하여 고혈당이 발견되었으나 치료 없이 방치해 왔다. 신장애가 진행되어 양 하지가 부어올라 서지 못하고 앉아만 있게 되었다.

초자체 수술을 위해 과에 입원했을 때의 일이다. 병동 화장실에서 일어설 때 난간을 잡고 천천히 시간을 들이도록 조심하고 있었다. 그때도 그럴 작정이었고 세면대 거울을 보았던 기억밖에 없다.

큰 소리에 놀란 간호사가 복도에서 달려가 보니, 화장실에서 물이 쏟아져 나오고 있었다. 세면대는 수도꼭지에서 떨어져 바닥에 부서져 있었고, 그 위에 N씨가 물 속에 넘어져 의식을 잃고 있었다. 팔에 골절이 있었으나 다행히 머리는 괜찮았다.

[신경성 방광]

중증화되면 전혀 요의를 느끼지 못하는 경우도 있다. 그런 경우는 요의가 없어도 화장실에 가서, 자연 배뇨 후에 다시 복압을 주거나, 손으로 배를 가볍게 눌러 잔뇨를 없애는 것이 필요하다.

소변이 나오는 것을 알아챌 수 없어 곤란하다. 흘러나와야 비로소 알게 된다. 그런 상태에서 화장실에 가도 나오지 않는다.

배는 항상 불러 있다. 그 상태가 더 심해지면 참지 못하고 나오게 된다. 따뜻해지면 지금 나오나보다 라고 생각하는 수 밖에 없다. 계속 기저귀를 차야 하나. 한심하다….

단발 신경병증

단발 신경증은 복시로 발병하는 경우가 많으며, 수백 명 규모의 외래 진료에서 1년에 1명 정도를 본다. 혈당 조절과 관계없이 발생해, 약 3개월에 자연 치유되는 경우가 대부분이다.

● 증상

눈을 움직이는 외안근에 일어나는 것이 많으며, 이 경우 한 방향을 보았을 때 복시가 나타난다. 드물게 체간이나 하지에서도 나타나며, 이 경우에는 발끝을 들어 올리는 비골근의 장애가 대부분이다.

● 치료

치료하지 않아도 신경은 재생되므로 경과를 관찰한다. 대부분 재발도 없다.

증례

O씨(50대, 여성)

오른쪽을 보았을 때 갑자기 이중으로 보이는 것을 깨달았다. 정면은 제대로 보이고, 왼쪽이나 상하에 이상 없고, 그 밖에 증상은 없었다. 당황하여 안과 진찰을 받아, 오른쪽을 보라고 말해도 우안은 정면을 향하여 우안의 외전신경[NOTE 2] 마비로 진단되었다. 신경 외과에서 머리 MRI에 이상이 없다고 확인했다.

그 후, 1개월 정도부터 서서히 보이는 것이 개선되어 3개월에는 원래대로 보이게 되었다.

● 돌보기 요점

경과가 좋다고 말해도 환자에게는 충격이고 불안이 가득하다. 의사의 설명과 같은 내용을 모든 의료인이 확인해 준다. 이런 협조가 팀 의료에 중요하다.

NOTE

▶ 2 외전신경
한쪽 안구를 바깥쪽(귀쪽) 방향으로 수평 회전시키는 신경. 반대쪽 안구를 내전(코쪽으로 수평회전) 하는 신경과 연동되므로, 정상이면 양쪽 눈이 같은 방향을 보게 된다.

Column 라이델세이파 음차

진동각 검사에 이용하는 음차에 다양한 종류가 있으며, 그 중 하나에 라이델세이파 음차(**그림 E**)가 있다. 진폭이 축소에 따라 눈금에 그려진 삼각형의 크기가 작아지는 것처럼 보이는 눈의 착각을 이용하여, 진동의 강도를 '0'(강함)에서부터 '8'(정지)까지 정량화할 수 있다(**그림 F**).

먼저 손목에서 검사하여 그 사람의 감각 정도를 알 수 있다. 연령 증가에 따라 감각이 점차 둔해지며, '6'을 느끼지 못하면 이상이 있다고 판단한다.

이 음차는 재현성이 높고, 누구나 간단히 사용할 수 있다. 몇 년간 계속 검사하면, 진동각이 서서히 저하하며 이윽고 자각증상이 나오는 전형적 경과를 볼 수 있다.

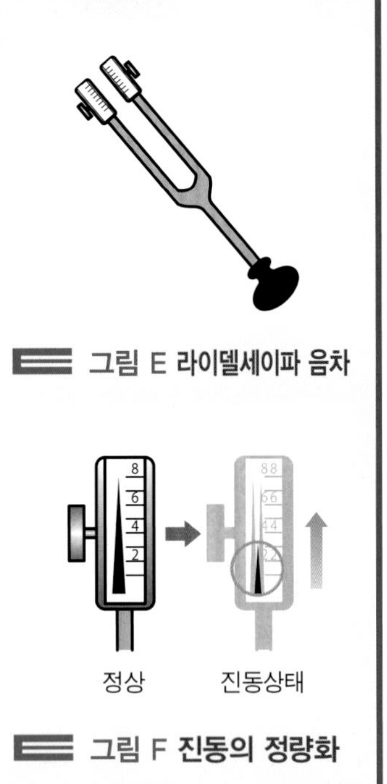

그림 E **라이델세이파 음차**

그림 F **진동의 정량화**

2 만성 합병증 돌보기

동맥경화

당뇨병에서 주된 문제는

암이 조기 진단과 치료법의 발전에 의해 극복되고 있는 현재, 노화나 치매와 관계된 고령 사회에서 향후 가장 중요한 과제는 '동맥경화' 이다. 동맥경화의 3대 위험인자는, 지질 이상[고LDL 콜레스테롤, 고중성지방(TG), 저HDL 콜레스테롤], 고혈압 그리고 당뇨병이라는 것은 일반인도 잘 알고 있다. 그 중에서도 가장 감당하기 어려운 것이 당뇨병이며, 지난 수년간 당뇨병이 주된 위험으로 알려지기 시작했다.

과거 구미에서 시행된 MRFIT 연구(NOTE 1)나 Finish 연구(NOTE 2)에 의해 당뇨병은 동맥경화의 가장 중요한 위험으로 밝혀졌다(**그림Ⅲ-17**).

일본의 2형 당뇨병을 대상으로 한 대규모 연구(JDCS)(NOTE 3)에 의하면, 관상동맥 질환(심근경색, 협

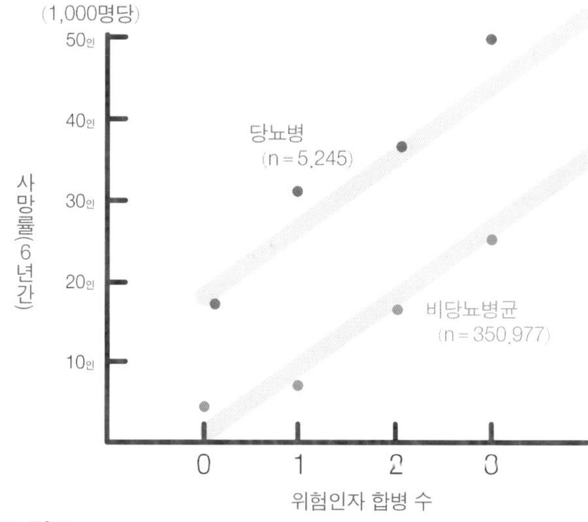

그림Ⅲ-17 MRFIT 연구

NOTE

▶1 MRFIT 연구
1973년부터 1982년까지 미국의 22개 병원에서 35세부터 57세 남성(12,866명)을 대상으로 시행되어 1982년 JAMA에 발표되었다. 원래는, 일반 치료군(6,438명)에 비해, 식사요법과 금연 및 혈압 강하 치료를 실시한 개입 치료군(6,428명)에서, 관상동맥 질환에 의한 사망이 줄어 드는지 조사한 연구였으며, 약 6년간의 관찰에서 2군 사이에 유의한 차이가 없어, 당뇨병 등의 위험 인자가 부각되었다.

▶2 Finish 연구
1,059명의 당뇨병 환자와 1,378명의 비당뇨병 환자에서 심근경색 발생과 사망률을 약 8년간 관찰한 연구이며, 1998년 The New England Journal of Medicine에 발표되었다. 당뇨병이 없는 환자에 비해, 당뇨병 환자의 심근경색 발생률은 6배, 재발률은 2배이며, 사망률도 증가하여 심근경색 병력이 있는 당뇨병 환자의 8년 생존률은 50%로 현저하게 불량하였다.

▶3 JDCS
구미인의 연구 결과를 일본인에 그대로 적용할 수 있는가라는 의문에 답하기 위해 1996년에 시작된 연구. 정식 명칭은 Japan Diabetes Complication Study이며, 일본 당뇨병 환자에서 합병증에 대한 연구이다. 당뇨병을 전문하는 59개 병원에 통원 중인 2,000명의 당뇨병 환자가 등록되어 당뇨병 조절과 합병증 발생 관계를 조사하였다.

표Ⅲ-11 일본 당뇨병 환자의 동맥경화 실태

	관상동맥 질환*	뇌졸중*
일반 주민(히사야마연구)	남 3.5 / 여 1.8	남 5.3 / 여 3.9
2형 당뇨병(JDCS 연구)	9.6 (남 11.2 / 여 7.9)	7.6 (남 8.5 / 여 6.6)
영국 2형 당뇨병(UKPDS)	17.4	5.0

*1,000명/년당 발생 수

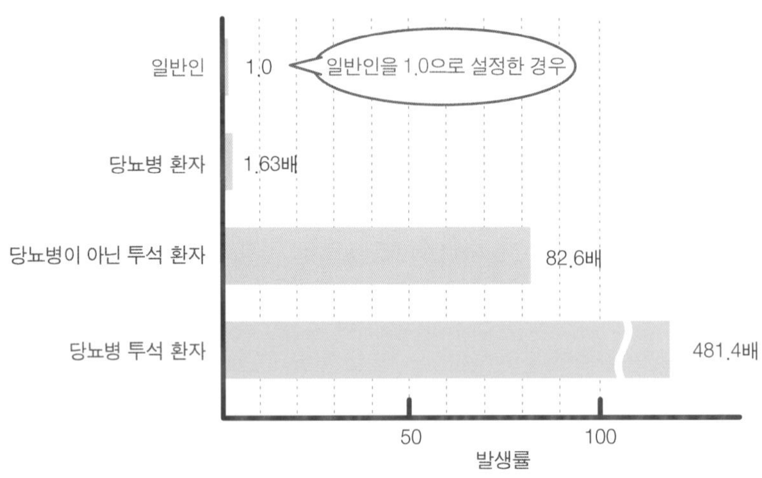

그림Ⅲ-18 당뇨병 환자의 하지 괴사 발생 빈도

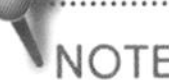

NOTE

▶4 Steno 2 연구
덴마크에 있는 세계적으로 유명한 스테노 당뇨병센타가 중심이 되어 시행된 임상 연구. 미량알부민뇨를 동반한 환자 160명을 대상으로, 보통 요법군과 강화 요법군(행동 변용, 고혈당, 고혈압, 지질 이상증 등을 조절하기 위한 약제 및 혈전 예방용 아스피린과 비타민 E를 투여)을 무작위로 나누어 8년간 관찰하였으며, 다시 양 군 모두를 강화 요법으로 바꾸어 13년간 추적했다. 대상 환자 수가 적어 대규모 연구는 아니지만, 포괄적 치료에 의한 동맥경화 예방을 실증했다.

심증) 발생률은 당뇨병이 없는 일반 일본인에 비해 남녀 모두 약 4배, 뇌졸중 발생률은 약 2배였다(**표Ⅲ-11**). 또 구미에서 손발의 괴사 발생률은 일반인에 비해 당뇨병이 있으면 1.63배, 당뇨병이 있는 투석 환자에서 481.4배라는 위협적 수치이다(**그림Ⅲ-18**).

포괄적 당뇨병 치료의 중요성

와병생활로 진행되지 않고, 건강하게 나이가 들어 QOL을 높이기 위해서, 식사 요법과 운동을 기본으로 하는 당뇨병 치료는 중요하다. 수명을 연장하기 위한 암치료와 동맥경화 예방이 주 목적인 당뇨병 치료 차이가 여기에 있다. JDCS 연구에 의해 동맥경화 진행에 LDL 콜레스테롤과 중성지방 및 혈압의 관여가 밝혀졌다(**표Ⅲ-12**). 혈당뿐 아니라, 지질 및 혈압 조절을 동시에 실시하는 것이 치료 효과를 올리는 요점이다. 덴마크의 Steno2 연구는(NOTE 4), 약 100명의 소규모 집단에서 고혈당과 고혈압 및 지질 이상 등을 포괄적으로 집중 치료하여 동맥경화 진행을 억제할 수 있는 것을 증명했다(**그림Ⅲ-19**).

표Ⅲ-12 **JDCS 보고에서 일본인 2형 당뇨병 환자의 동맥경화 위험 인자**

관상동맥 질환	(p값)	뇌졸중	(p값)
LDL 콜레스테롤	0.000	수축기 혈압	0.043
연령	0.003	연령	0.161
중성지방	0.005	성별	0.171
HbA1c	0.027		
C-펩티드	0.041		
성별	0.054		
흡연	0.064		

관련(영향)↑

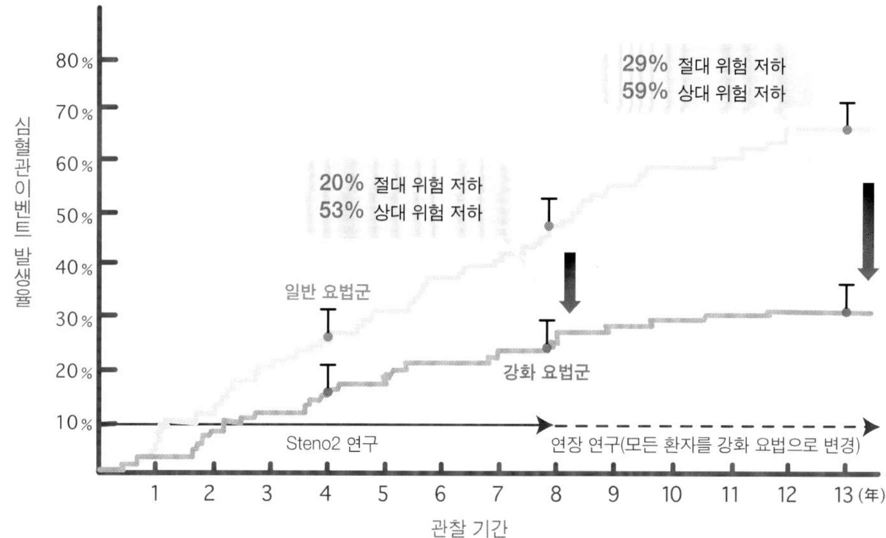

그림Ⅲ-19 **동맥경화에 대한 포괄적 치료의 중요성(Steno2 연구)**

"평상시와 다르다"를 놓치지 않는다

당뇨병에서는 통증 같은 자각 증상이 없어 진단이 늦어져 동맥경화가 중증화되어 발견되는 경우가 많다. 다리를 끈다든지, 평소보다 호흡이 조금 괴로운 것 같다 등 환자가 눈치채지 못하는 가벼운 증상을 놓치지 않고 관찰하는 것이 중요하다. 그 의미에서 발 관리는 의료인의 돌보기 역할이 가장 발휘되는 상황이다.

동맥경화 예방에 중요한 금연도 의료인과의 대화가 계기가 되는 경우가 있다. 쉽게 설명하면서 자주 환자에게 이야기한다.

<문헌>
1) el Reshaid K et al: Long-term cyclosporin A treatment in adults with refractory nephrotic syndrome. Ren Fail 17:695-703, 1995

2 만성 합병증 돌보기

발병변

당뇨병 환자의 증가와 더불어, 이환 기간의 장기화, 고령화 등의 요소가 더해져, 당뇨병 발병변이 증가하고 있다. 당뇨병 발궤양이나 괴저 등의 발병변은 일단 발병하면 낫기 어렵고, 부득이 절단에 이르는 경우도 많다. 따라서 환자의 발 상태를 잘 평가하여 예방적 발 관리를 시행하는 것이 중요하다.

주된 증상은 궤양과 괴저

당뇨병 발병변은 '당뇨병 신경병증이나 말초혈류장애를 동반한 하지의 감염, 궤양, 심부 조직의 파괴성 병변' 으로 정의된다[1]. 그 중에서, 궤양과 괴저는 발 병변을 대표하는 동시에 심각한 병태이다.

발궤양의 발생율

구미 당뇨병 환자에서 발궤양 발생빈도는 나라나 시대에 따라 다르지만, 이환율 1~4%, 유병률 2~12% 정도라고 보고되어 있다[2]. 당뇨병 환자의 평생 발궤양 발생 위험률은 25% 이상으로 추정하고 있다[3]. 또한 발궤양이 치유되어도 1년 후에 34%, 5년 후에 70%의 환자에서 발궤양이 재발한다는 보고도 있다[4]. 궤양이 낫지 않아 다리 절단에 이르는 환자의 약 85%가 당뇨병이며, 그 수는 당뇨병이 아닌 사람과 비교하면 10~30배에 이른다[3]. 세계적으로 당뇨병이 원인이 되어 30초에 1명이 다리를 잃는 상황이라고 한다[2].

일본의 발궤양이나 발괴저의 발생율은 구미에 비해 낮아 2007년 조사에서 당뇨병 환자의 0.7%에서 발 괴저가 있었다[5]. 2002년 조사의 1.6%에 비해 감소 경향에 있으나 당뇨병 환자 총수가 해마다 증가하고 있기 때문에 안심할 수 없다.

발병변의 유발 요인

당뇨병 발병변은 당뇨병 이환기간의 장기화에 동반하여 일어나는 당뇨병 신경병증이나 말초혈류 장애, 면역력 저하 같은 병태가 기저에 있다. 이 상태에 관절 운동 범위 제한이나 발가락의 변형, 또한 상처, 외상, 화상 등의 돌발적 손상이 요인이 되어 발병변이 일어난다(**그림Ⅲ-20**).

특히 발 궤양에서는, 신경병증, 변형, 외상을 3대 원인으로 들 수 있다. 여기에 혈류 장애가 동반되면 발궤양이 중증화되어 난치성으로 다리

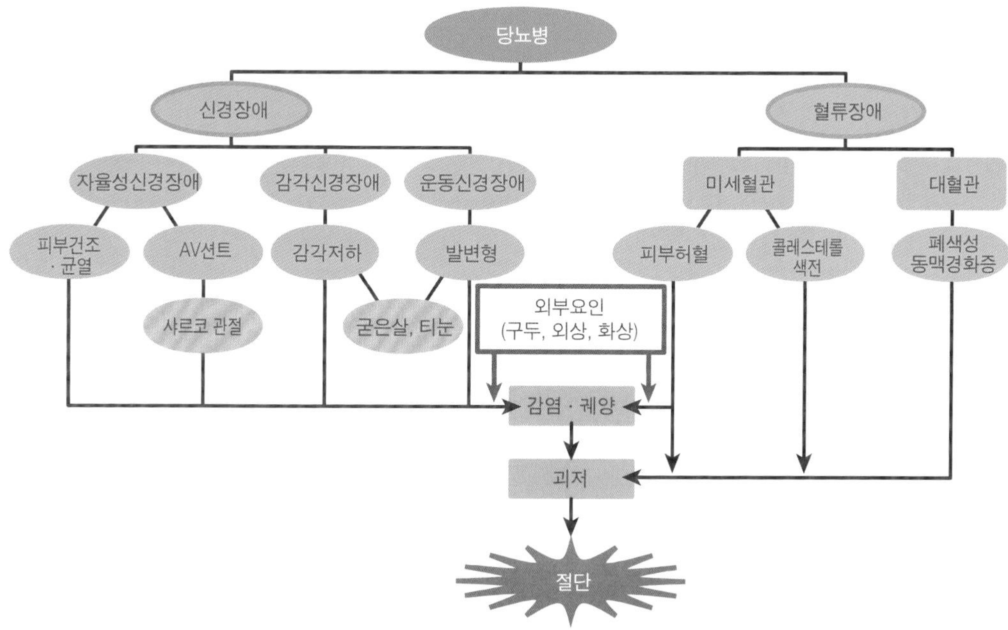

그림Ⅲ-20 **당뇨병 발병변의 발생 기전** 문헌7)

절단 위험이 한층 높아진다. 당뇨병 환자는 발궤양이 다리 절단에 이르는 경우가 많아, 일상 생활 영위에 큰 지장을 초래할 수 있다.

활동 · 경제면으로 큰 부담

발병변이 발생되면 환자는 활동면의 제약과 경제면에서 큰 부담을 받게 된다. 일상생활에서 보행 장애로 활동이 제한된다. 당뇨병 환자의 상처는 낫기 어려운 경우가 많아 치료가 장기화되며, 오랜 입원 기간이 필요한 경우도 있다.

또 발궤양이 치유 되기까지 평균 11~14 주가 필요하여 발궤양이 없는 상태에 비해 1.5~5배의 의료비가 필요하다[2]. 따라서 발병변은 환자 개인이나 가족의 QOL를 저하시킬 뿐 아니라 사회 전체에 큰 부담을 주게 된다.

발병변 위험이 높은 환자

발병변에 주의가 필요한 환자는 **표Ⅲ-13**과 같다[8]. 이러한 발병변 요인뿐 아니라, 시력이 현저히 저하된 사람이나 독신 생활하는 고령자 등, 스스로 발 관리를 하기 어려운 사람이나, 발병변 위험을 회피하기 어려운 사람도 고위험 상태가 된다.

발병변 예방

당뇨병 발병변에 대한 국제 연구그룹[1]은, 발병변을 예방하기 위한 중요한 여건으로 다음 5개를 들고 있다.

표Ⅲ-13 발병변 위험이 높은 당뇨병 환자

① 발병변이나 발가락 절단의 병력
② 투석 환자
③ 폐색성 동맥경화증 등 말초 순환장애가 있는 환자, 고도 흡연자
④ 고도의 당뇨병 신경병증
⑤ 발가락이나 발톱 변형, 굳은살이 있는 환자
⑥ 혈당 조절 불충분
⑦ 고도의 시력 장애로 발을 보거나 발톱 자르기가 어려운 환자
⑧ 발병변 자체를 모르는 환자
⑨ 외상을 입을 기회가 많은 환자
⑩ 독신 생활 고령자나 발의 위생 관리가 불충분한 환자

문헌8)

- 발병변 위험의 정기적 관찰과 진찰
- 발병변 위험 확인
- 환자·가족·의료 종사자에 대한 교육
- 적절한 구두
- 비궤양 병변의 치료

일본에서는 2008년 4월부터 발병변 예방을 위해, 고위험 환자의 예방적 발 관리 교육과 발톱이나 각질 처치를, 당뇨병 합병증 관리료로 의료 보험에서 지급하고 있다. 당뇨병 발병변 예방 대책은, 발병변 위험의 확인, 정기적 추적 체제, 올바른 시식·실시 가능한 기법 제공, 전문직과의 제휴 등이 중요한 요소가 된다.

위험 평가(위험 확인)

발병변의 위험 평가는, 단순히 발의 이상이나 위험 인자를 찾아내는 것만이 아니다. 환자가 지속적으로 자신의 신체에 관심을 가지고, 적절한 관리를 계속할 수 있도록 준비 상태를 만들어 주는 것이다. 따라서, 환자의 생활습관 중에 있는 위험 요소를 찾아내고, 건강상태와 관련된 환자의 체험을 이해해 나가는 것도 중요하다.

발병변의 위험 평가에는, 발 상태에 더해 기초적 병태인 당뇨병 경과와 생활 습관이 중요한 요소이다(**표Ⅲ-14**).

● 병의 경과와 신체 상태를 파악한다

당뇨병 발병변의 근저에는, 장기에 걸친 고혈당 상태가 일으킨 세포내 대사이상이나 면역기능 저하라는 전신 변화가 있다. 따라서, 발병변 예방뿐 아니라 치유에 혈당 조절이 불가결하다.

당뇨병 합병증 상태 파악과 함께, 지금까지의 치료 경과나 관리 상황을 확인한다. 또 발밑에 손이 닫지 않는지, 명확히 보이지 않는지, 세밀한 수작업을 할 수 없는지 등, 발의 자기 관리 실시에 영향을 줄 수 잇는 신체 상태를 파악한다.

● 환자의 기분을 인지한다

발병변이 발생된 환자는, 당뇨병으로 진단되고 오랜 기간이 지났고, 혈당 조절 상태도 불량한 경우가 많기 때문에, 지금까지의 경과나 관리 상태를 물으면 가끔 심리적 저항감을 나타내는 경우가 있다. 환자는 여러 가지로 생각할 수 있으며, 나름대로 당뇨병을 치료한 결과가 지금 상태라고 할 수 있다. 발병변에 대한 치료를 처음 생활 속에 도입하기 위해서는, 지금까지 당뇨병이라는 병을 어떻게 인식하여 대처해 왔는지, 당뇨병과 함께 살아가는 생활을 어떻게 생각하는지 등에 대한 환자의 이야기를 들어 이해하는 것부터 시작된다.

● 발 상태를 확인한다

발병변과 관계된 발의 이상으로 신경병증, 혈류장애, 발의 변형이나 피부·발톱 상태를 진찰한다(**표Ⅲ-14**).

발 상태는, 환자가 방으로 들어 올 때 걷는 방법이나 자세 등에서도 짐작할 수 있다. 실제로

표Ⅲ-14 발 평가 내용

Ⅰ. 당뇨병의 경과와 신체 상태

1. 당뇨병 상태: 당뇨병 이환력, 당뇨병 합병증(망막증, 신증, 대혈관 합병증), 발병변의 병력 등
2. 당뇨병 치료의 관리 상태: 혈당 조절 상태, 치료 내용의 준수 등
3. 신체 상태: 시력 저하, 손가락의 예민성 저하, 발에 손이 닿지 않음, 이해력, 관심도 등
4. 당뇨병의 체험:당뇨병에 대한 태도·생각

Ⅱ. 발 상태

1. 신경병증
 ①자각 증상: 발 저림, 통증, 이상 감각, 장딴지 경련 등
 ②시진: 피부 건조, 균열 등
 ③검사: 아킬레레스 건반사, 진동각(C128/C64 음차), 촉압각(모노필라멘트), 통각(핀 찌르기) 등
2. 혈류장애
 ①자각 증상: 발의 냉감, 저림, 간헐성 파행, 안정시 통증 등
 ②시진: 하지의 체모 결여, 피부 색조 불량, 청색 발가락, 피부•피하 조직의 위축 등
 ③검사: 피부의 냉감, 동맥 박동 촉지(족배동맥, 후경골 동맥, 슬와동맥), 발목 관절/상완 혈압비
3. 발 변형이나 피부·발톱 상태
 ①발 변형: 샤르코 관절, 외반모지, 강강모지, 망치 발, 까치 발, 편평족 등
 ②피부·발톱의 병변: 굳은살, 티눈, 외상, 부종, 수포, 감염증(진균, 염증), 무좀, 함입조 등
 ③기타: 가려움, 부어오름, 부종, 근육 위축 등

Ⅲ. 생활 양상

1. 생활 상황
 ·신발(구두, 양말 등)의 모양, 발과의 적합성 등
 ·업무 내용(장시간 서있기, 중노동 작업), 동거 가족 등
 ·신발 습관, 청결 습관, 흡연 습관(흡연력), 방한 대책(난방 기구 사용) 등
2. 자기 관리
 ·자기 대처:자각 증상에 대한 생각, 대처 내용, 생활 속의 궁리 등

발을 보아 관찰할 때, 의료인은 어떤 점에 관심을 갖고 보는지 알려 준다. 그리고, "여기가 조금 붉게 되어 있군요" 등 시진이나 촉진에 의해 의료인이 확인한 상태도 알려준다.

발의 감각이 저하된 사람에게는, 어느 정도의 자극을 알 수 없는지, 환자의 손에 같은 자극을 주어 그 강도를 확인한다. 이런 과정으로 환자가 자신의 발을 어떻게 인식하며, 생각하는지 알아낼 수 있다.

한편, 환자도 진찰하는 의료인과의 관계에서 자신의 발 상태를 실감할 수 있는 동시에, 자신이 관찰할 때 어떤 점을 조심하면 좋은지 학습하게 된다.

이와 같이, 환자와 함께 발 상태를 이해해, 지금까지의 생활 체험과 연결해 가는 과정이 중요하다.

또 환자가 자각 증상이나 궁금한 점을 말했을 때, 그 상태를 확인할 뿐 아니라, 그 증상에 의해 환자가 어떤 생활에 지장이 있는지, 곤란해 하고 있는지 알아본다. 이런 정보는, 환자 돌보기 내용을 구체적으로 검토해 가는 재료가 된다.

● 발과 관련된 생활 양상을 알아낸다

환자의 발을 둘러싼 생활 환경에 발병변을 일으킬 요인은 없는지, 반대로 발 건강을 촉진하는 요소가 있는지 알아본다(**표Ⅲ-14**).

발 진찰시 구두와 양말을 벗어야 한다. 이 때, 구두의 형태 변형이나, 양말 입구 고무의 조임 등 구두나 양말 상태도 관찰할 수 있다. 또 발과 관

시진이나 촉진으로 확인한 상태를 환자에게 알려준다!

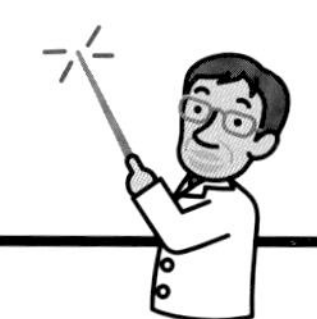

표 Ⅲ-15 발병변 위험 분류

분류	정 의	권고되는 치료 내용	추적 체제
0	감각(통각, 압촉각) 저하 없음 발 변형 없음 말초 동맥 질환 없음	•발 관리 교육 •적절한 신발(깔창, 구두) 소개	1년마다 (일반의 또는 전문가에게)
1	감각 저하 있음 발변형 있음/없음	•신발 조정 또는 교정 검토 •교정구두로 발 변형을 보호할 수 없으면 예방적 수술 검토 •환자 교육의 계속	3~6개월마다 (일반의 또는 전문가에게)
2	말초 동맥 질환 있음 감각 저하 있음/없음	•신발 조정 또는 교정 검토 •혈관 외과의의 진찰과 동시에 추적	2~3개월마다 (전문가에게)
3	발궤양 또는 발 절단 병력 있음	•분류 1과 같은 내용 •말초 동맥 질환이 있으면 혈관외과의의 진찰과 동시에 추적	1~2개월마다 (전문가에게)

문헌9)

련된 평상시 생활상황도 묻는다. 특히 발의 이상을 보면, 그 원인이 되는 것이 생활 상황속에 있는지 찾아 본다.

예를 들어, 장시간 서서 하는 업무나 냉동고에서의 작업, 발톱을 짧게 자르는 버릇이나, 주 2회 목욕 등과 같은 생활 습관도 발 건강에 영향을 준다. 때로 증상을 자각하여 이미 생활 속에서 조심하고 있거나, 어떤 대책을 시행하고 있는 환자도 있다. 증상에 대한 환자의 생각뿐 아니라 대처 방법이나 생각하는 점도 파악한다.

1년에 1회는 발 진료를

진찰 결과를 기초로 환자의 발병변 위험을 평가하며, 위험에 따라 예방과 치료를 시작한다. 미국당뇨병학회(ADA)[9]에서는, 당뇨병 환자의 발 위험을 4단계로 분류해, 위험에 따른 치료 내용과 추적 체제를 권고하고 있다(**표Ⅲ-15**).

추적 체제로는 모든 당뇨병 환자에게 적어도 1년에 1회 발 진찰(평가)을 실시하도록 권고하고 있다. 환자가 당뇨병 치료를 위해 입원할 때는 좋을 기회이므로 반드시 발 평가를 시행한다. 외래에서는 생일을 기준으로 하면 1년에 1회 관찰이 가능하다. 사전에 내원 스케줄을 알 수 있으면 진료까지의 대기 시간을 이용할 수도 있다. 또 환자가 승낙하면, 반드시 진료실에서만 진찰할 필요는 없다. 투석 치료 중인 환자이면, 투석 중 시간대에 발의 평가나 교육을 할 수 있다.

올바른 지식 · 실시 가능한 기술의 제공과 자기 건강 관리의 지원

환자는 현재 자신의 발 상태를 알아, 자신이 할 수 있는 건강 관리 방법을 몸에 익혀야 한다. 여기에는 당연히, 당뇨병이나 자기 관리에 대한 기초 지식이 필요하다. 그 지식을 제공하는 동시에, 필요한 자기 관리를 실시할 수 있도록 교육한다. 이때 발 평가에서 파악한 생활 상황의 모습을 활용한다.

● 발에 더욱 관심을

표III-16은 환자 교육에 필요한 발 관리 요점이다. 환자 상태에 따라 해당되지 않는 항목도 있을 수 있으나, 모든 환자에게 공통적으로 말할 수 있는 것은, "자신의 발에 관심을 갖는 것" 과 "잘 살펴 보는 것" 이다. 특히 감각이 저하된 환자는 발의 상처나 피부 트러블은 발의 감각 저하로 눈치채지 못하는 경우가 있다. 상처가 없는지, 또 문제가 커지기 전에 찾아낼 수 있도록, 자신의 눈으로 충분히 확인하도록 하는 것이 중요하다.

발 손상 예방에 가장 효과적 관리는 발에 보습제를 바르는 것이라는 보고도 있다[10]. 발에 크림을 바르면 피부에 윤택을 주어 피부 균열을 막는 동시에 문제가 발견되는 계기가 된다.

● 눈으로 보는 대신 만져본다

발병변 위험이 높은 환자가 발 관찰을 하지 않는 이유의 하나에 "시력 장애에 의한 관찰 어려움" 을 들고 있다. 한편, 보이지 않아 발에 대한 불안이 더 심한 경우도 있다.

환자가 눈으로 관찰하기 어려운 경우에는 가족이 대신에 발 상태를 확인하는 방법도 있으나, 환자 자신이 확인하는 방법도 있다. 이것은 자신의 손으로 발을 만지는 것이다. 손으로 발을 만져 피부 상태나 상처 유무, 감각 이상을 확인한다. 이런 방법으로, 환자 자신이 상처를 조기에 발견하여 중증 문제로의 진행을 막을 수 있어 자신감을 갖게 되었다는 경우도 있다. 시력 장애라는 제한이 있어도, 스스로 확인할 수 있는 방법을 갖는 것은 중요한 일이다.

이와 같이, 위험에 대한 이해를 높일 뿐 아니라, 환자가 할 수 있는 방법을 찾아 제공해주는 것도 중요하다. 또 필요한 관리에 대해 설명할 뿐 아니라, 실제로 함께 해보는 것도 중요하다. 환자 자신이 할 수 없을 것 같다고 느끼는 관리에는, 대체 방법을 제시하여 확실히 할 수 있는 방법을 몸에 익혀 줄 필요가 있다.

표III-16 **발 관리의 요점**

①매일 발을 관찰한다(발가락 사이도)
②매일 발을 잘 씻어 말린다(특히 발가락 사이를)
③목욕탕의 물 온도에 주의한다(온도계 사용)
④전기 모포 사용에 주의한다(취침시에는 사용하지 않는다)
⑤맨발로 걷거나 맨발로 구두를 신지 않는다
⑥티눈이나 굳은살을 스스로 깎거나 약으로 처치하지 않는다
⑦구두를 신기 전에 구두 안에 이물이 들어 있는지 점검한다
⑧시력 장애가 있으면 가족이 발을 점검하고 발톱을 깍는다
⑨피부 건조에는 보습 크림을 사용한다
⑩봉제선이 없는 밝은 색깔의 양말을 매일 바꾸어 신는다
⑪발모양에 맞은 구두를 선택한다.
⑫발톱을 짧게 깍지 않는다(일자로 자른다)
⑬정기적으로 통원해 발 진찰을 받는다
⑭발에 이상(외상, 수포 등)이 나타나면 즉시 진료 받는다

전문가와 제휴를

발병변의 유발 요인에 다양한 측면이 관여하므로, 발병변 예방을 위해 내과의와 간호사 이외에도 관련된 전문가의 참여가 중요하다.

발의 혈류장애가 있으면 혈관외과의 진료를 권고한다. 굳은살이나 발톱의 변형(파고드는 발톱, 두꺼워진 발톱)이 가벼우면 간호사가 각질 처치나 손톱깍이로 대처할 수 있으나, 진행된 상태에는 전문가가 진료할 필요가 있다. 무좀이나 굳은살, 티눈, 발톱 병변 등의 비궤양성 피부병변에는 피부과나 성형외과의 진료를 받는다.

또 발의 외상을 피하려면 적절한 신발의 착용이 중요하다. 바르게 구두 신기, 권장되는 구두나 깔창 선택 등의 안내도 의료인에게 중요하다. 구두를 환자의 발상태에 맞게 조정하거나 제작하는 경

우에는 당뇨 구두 전문가의 협력이 필요하다.

각 전문직이 자신의 역할이나 한계를 알아, 평소부터 협력 체제를 만들어 두면 보다 환자에게 적합한 의료를 제공할 수 있다.

할 수 있는 것부터 한걸음씩

발병변 예방은, 발에 대한 관심을 가지는 일에서부터 시작된다. 발상태 평가를 모두 시행할 수 없어도 발을 실제로 보고, 발에 관련된 이야기를 듣는 것만으로도 관리를 할 수 있다. 할 수 있는 것부터 시작하여 점차 넓혀 간다.

<문헌>

1) International Working Group on the Diabetic Foot International Consensus on the Diabetic Foot and Practical Guidelines on the Management and Prevention of the Diabetic Foot. International Diabetes Federation. Amsterdam, 2007 (on CD-ROM)
2) Boulton AJ et al: The global burden of diabetic foot disease. Lancet 366:1719-1724, 2005
3) Singh N et al: Preventing Foot Ulcers in Patients with Diabetes. JAMA 293:217-228, 2005
4) Apelqvist J et al: Longterm costs for foot ulcers in diabetic patients in a multidisciplinary setting. J Intern Med 233 :4 85.491.1993
5) 후생노동성: 2001년 국민건강 영양 조사보고, 2010
6) 후생노동성: 2002년 당뇨병 실태 보고, 2004
7) 코노 시게오: 당뇨병 발관리. 치료 90:31-32, 2008
8) 일본 당뇨병 치료 지도사 인정기관: 일본 당뇨병 치료 지도사 수험 가이드북. 메디칼리뷰사. 2010.
9) Boulton AJ et al: Comprehensive Foot Examination and Risk Assessment. Diabetes Care 31:1679-1685, 2008
10) Suico JG et al: Behaviors predicting foot lesions in patients with noninsulin diabetes. J Gen Intern Med 13:482-484,1998
11) Harwel TS et al: Foot care practices, services and perceptIons of risk among medicare beneficiaries with diabetes at high and low risk for future foot complications. Foot Ankle Int 22:734-738,2001

Column

당뇨병 진료 시스템의 발전

최근 병원에서 종이를 사용하지 않는 전자 차트 등 병원 정보 시스템이 가동되고 있다. 또한 의원에서 사용하는 전자 차트도 확산되고 있다. 당뇨병 진료에 특화한 전자 차트는 토야마 대학 고바야시를 중심으로 개발된 CoDiC가 있으며, 현재 전국에서 10만 명 정도의 당뇨병 환자가 등록된 대규모 임상 연구에 사용되고 있는 의사 전용 시스템이다. 그 이외에는 모든 질환을 취급하는 범용형 전자 차트이며, 당뇨병 진료에 사용하기 쉽지 않으며, 전자화가 오히려 외래 업무를 복잡하게 만드는 면도 있다.

당뇨병 관리 데이터의 대부분은 취급하기 쉬운 텍스트 데이터이고, 용량이 큰 영상 데이터는 필수적이 아니다. 그러나 환자 수가 많고, 병원의 여러 분야가 관련된다는 점에서 전자화된 데이터를 협진에 이용할 수 있는 모델 질환으로 인식하기 시작했다. 2007년부터 의료정보학회는 당뇨병학회와 합동으로 협진 관리 시스템에 대한 기획 심포지엄을 개최했다. 당뇨병 학회 연차 학술대회에도 전자화에 대한 심포지엄이 몇 번 포함되었다.

계속 증가하는 당뇨병 환자의 합병증 방지에는 전문의와 주치의의 협진이 필수적이며, 이제 전자화된 제휴 툴이 급속히 확산될 것으로 예상된다. 앞으로 개최되는 심포지엄에서 이런 내용을 다루어 새로운 흐름에 익숙해지는 것도 중요하다.

현재 간호사 전용 당뇨병 툴은 없다. 개별적으로 엑셀 등에 환자 정보를 정리하고 있는 병원도 있으나, 개인정보 보호법에 저촉되는 데이터 유출 사고를 방지 하는 수단으로 패스워드 설정과 파일의 암호화, 데이터 매체의 원외 반출 금지 등의 원내 운용 규정을 지키는 것도 중요하다.

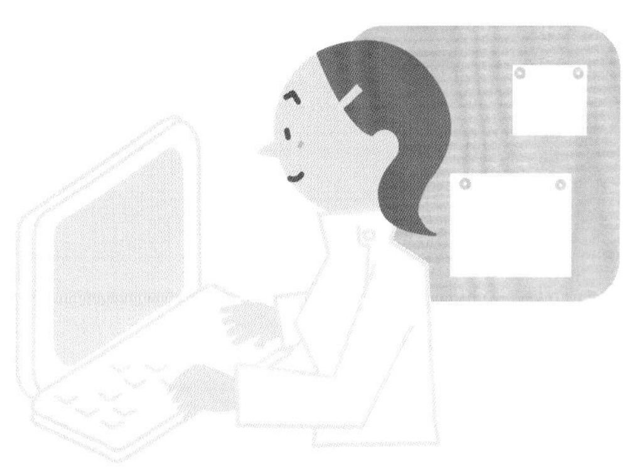

2 만성 합병증 돌보기

피부 질환

당뇨병 환자의 피부에는 다양한 질환이 나타난다. 여기서는, 당뇨병에 동반해 발생되는 질환과 누구에게도 나타나지만 당뇨병 환자에게 발생하면 중증화 되는 질환으로 나누어 설명한다.

당뇨병에 동반해 발생하는 피부 질환

당뇨병에 동반해 발생하는 질환에는, 전경골부 색소반, 지방괴사증, 듀프트란구축, 당뇨병성 부종성 경화증, 범발성 환상 육아종, 당뇨병성 수포 등이 있다.

전경골부 색소반은 종아리 앞쪽에 나타나는 직경 2 cm의 갈색반이다.

지방 괴사증도 역시 종아리 앞쪽에 생기는 경우가 많으며, 전경골부 색소반보다 큰 병변이며, 피부가 위축되어 황갈색조로 보인다. 피부의 미세순환 장애에 의해 발생되는 것으로 생각되고 있다.

듀프트란 구축은, 손바닥이나 발바닥 피하에 생기는 딱딱한 종류이며, 진행되면 손가락 구축을 동반한다.

당뇨병성 부종성 경화증은, 후두부에서 등 뒤에 걸쳐 피부가 딱딱하게 부종성으로 부어오르는 상태이다.

범발성 환상 육아종은, 작은 구진이 환상으로 늘어선 발진을 전신에서 광범위하게 볼 수 있는 질환이다.

당뇨병성 수포는, 발이나 종아리에 생기는 무통성 수포이며, 피부가 압박 받아 생기는 것으로 생각되고 있다. 세균 감염의 원인이 된다.

당뇨병에서 중증화 되기 쉬운 피부 질환

당뇨병 환자에서 생기면 중증이 되는 질환으로는 감염증(세균·진균류), 피부 소양증, 피부 건조 증 등이 있다. 당뇨병 환자에서는, 발 이외의 피부에도 다양한 감염증을 일으키기 쉽다.

세균 감염증에는, 손가락의 손톱 주위염(괴저)이나 염증(절, 옹)을 많이 볼 수 있다. 백선은 외음부나 등, 복부, 머리에도 생긴다. 피부 칸디다병에서는 손가락 사이나 외음부에 발적, 미란을 일으킨다. 피부 소양증으로 특히 외음부의 가려움을 강하게 호소하는 경우가 있다. 피부 건조에서도 가렴움이 있으며, 심하게 긁으면 난치성 습진을 일으키거나, 2차 세균 감염을 일으킬 수 있다.

피부 증상을 놓치지 않는다

이런 질환은, 고혈당의 지속으로 증상이 악화되는 경우가 많다고 말할 수 있다. 피부의 합병증은 다른 장기의 합병증에 비해 장애 정도가 가벼운 경향이 있으나, 피부 소양증이나 외형에 신경쓰는 환자는 의외로 많다고 생각한다. 환자 진료시에 자각 증상을 듣거나 피부를 관찰하고, 필요하면 피부과 진료를 의뢰한다.

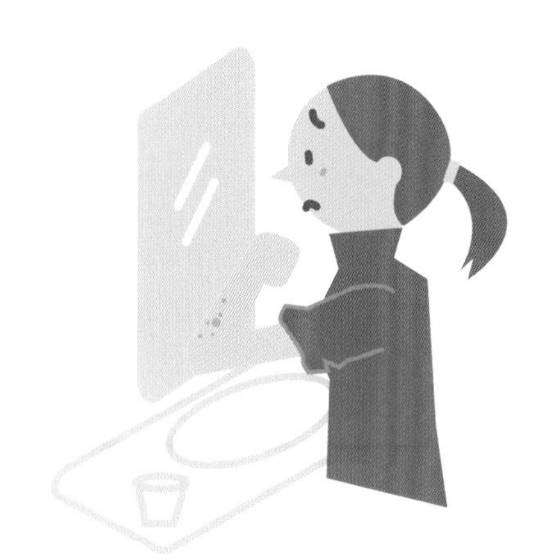

2 만성 합병증 돌보기

치주병

6번째 당뇨병 합병증

망막증, 신증, 신경병증, 발병변, 동맥경화에 이어, 6번째 당뇨병 만성 합병증으로 주목받고 있는 것은 치주병이다. 당뇨병 환자에서는 당뇨병이 아닌 사람에 비해 치주병 발생될 위험이 2배 이상이라는 보고도 있다.

최근의 연구에 의하면, 치주병이 당뇨병을 악화시키며, 치주병을 치료하여 당뇨병이 개선되었다는 보고도 있다.

●치주병이 당뇨병을 악화시킨다

치주병은 세균에 의한 만성 지속성 감염증이다. 치주병의 주범은 그램 음성 혐기성균이다. 중등도 이상의 치주병에서, 치주 포켓내에 만성 염증이 일어나는 면적은 약 72 cm^2에 이른다. 이것은 손바닥 크기에 해당 된다. 항상 몸 안에 손바닥 크기의 만성 염증 질환을 가지고 있는 것과 같다.

치주병 세균의 감염이 지속되면, 마크로파지에서 종양괴사인자(TNF-α)를 과잉생산 한다. TNF-α에 의한 인슐린 저항성은 혈당 조절을 악화시킨다.

●고혈당은 치주병의 원인

고혈당 상태에서 혈중 단백질의 당화가 문제를 일으킨다. 당화 단백질이 마크로파지를 자극하여 TNF-α를 비롯한 염증성 사이토카인을 과잉 생산한다. 이것이 염증을 조장하여 치주병이 더욱 악화된다고 생각할 수 있다.

치주병과 전신 질환

치주병은 세균, 염증 물질의 전신 공급원이 된다. 치주병균은 치주 포켓에서 쉽게 혈중으로 들어간다. 불과 1 g의 치태에 1,000억 개 이상의 세균이 살고 있다. 깊은 치주 포켓으로부터 많은 세균이 혈중으로 유입된다.

혈중 세균은 혈관에 염증을 일으켜 심근경색이나 동맥경화 같은 당뇨병의 만성 합병증으로 알려진 증상을 일으킬 수 있다.

구강 검진을 받자!

치주병은 자각 증상이 없으므로 정기적으로 구강 검사를 받아야 한다. 잇몸이 붉게 부어 오르고, 입냄새가 나면 치주병을 의심한다. 이를 닦을 때 피가 난다, 이가 아프다, 이가 빠진다, 등의 증상이 있으면 주의가 필요하다.

당뇨병을 악화시키지 않기 위해서도, 그리고 식사 요법을 잘 시행하기 위해서도 구강 건강은 중요한 요소이다.

이가 흔들린다
잇몸의 출혈
이가 솟는 느낌
찬 물 등에 이가 시림
잇몸이 붉게 붓는다
구취에 신경이 쓰인다
치석이 쌓여 있다

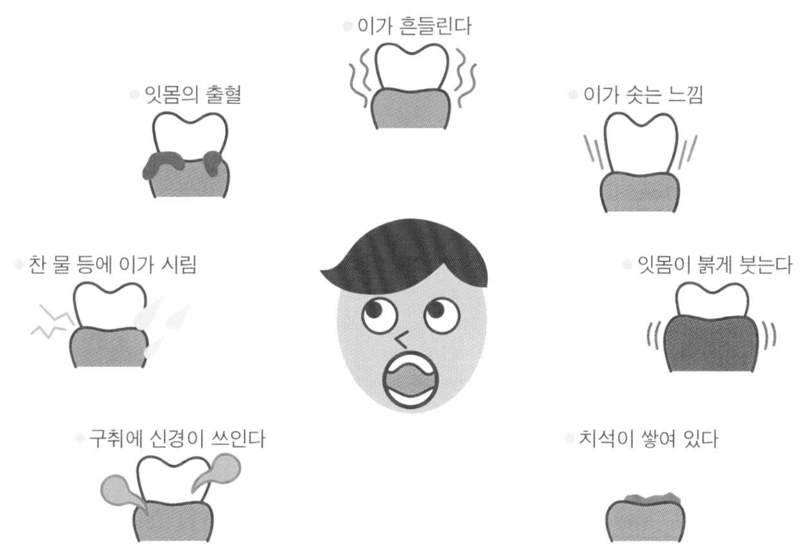

이런 증상에 주의!

2 만성 합병증 돌보기

비뇨기 장애

당뇨병과 배뇨 장애

당뇨병 환자의 비뇨기 장애의 병태는 당뇨병 신경병증에 의한 배뇨 장애이다. 당뇨병에 의해 배뇨를 담당하는 천골신경, 방광신경이 장애되면 방광 수축력이 저하되어 배뇨가 어렵게 된다.

배뇨 기전(**그림 Ⅲ-21**)

배뇨는 축뇨와 배뇨의 2가지 기능이 균형있게 작동하여 일어나는 현상이다.

● 소변을 참는 기능(축뇨)

신장에서 만들어진 소변은 좌우의 요관을 지나 방광에 모인다. 방광은 자율신경과 호르몬에 의해 조절 되는 평활근으로 이루어져 있다. 이 평활근의 기능에 따라 방광이 이완되면 150~400 mL 의 소변을 저장할 수 있다. 요도에서는, 요도 괄약근의 수축에 의해 요도 출구가 확실히 닫혀 소변이 새지 않게 된다.

● 소변을 내보내는 기능(배뇨)

방광 안에 150~300 mL 정도의 소변이 모이면, 척수를 통해 뇌교에 있는 배뇨 중추에 전달되고, 그 자극이 대뇌에게 전해지면 요의를 느끼게 된다. 방광 안의 소변량이 약 150 mL가 되면 최초의 요의를 느낀다. 대뇌에 요의 자극이 도달하면, 거기서부터 방광·요도에 신호가 보내지고 방광이 수축하며 요도 괄약근이 이완되어 소변이 배출 된다(**그림 Ⅲ-22**).

신경성 방광

보통 요의를 느껴도 화장실에 가서 옷을 벗고 변좌에 앉는 일련의 준비가 갖추어질 때까지 배뇨를 참을 수 있으나, 신경성 방광에서는 축뇨와 배뇨의 균형이 무너져 요실금을 일으킨다. 감각 신경병증이 진행되면 요의를 느끼기 어려워져, 배뇨 횟수의 감소 등의 배뇨 곤란을 일으킨다.

● 경련성 방광

자율 신경병증에 의해서 축뇨 기능이 장애 되면 방광에 모이는 소변량이 감소되며, 1일 소변량도 감소한다. 방광은 과민한 상태가 되어 1일 배뇨 횟수가 10회 이상으로 빈뇨가 된다.

한편, 요의가 절박하여 참지 못하는 실금도 볼 수 있다. 배뇨 중에 요도 괄약근이 수축되어 출구가 닫히기도 한다(요폐). 이런 출구 폐쇄에 의해 배출 기능이 장애되면 배뇨에 시간이 걸려 잔

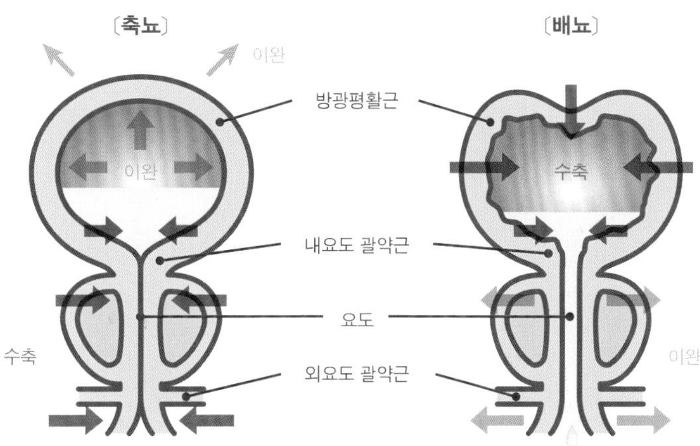

그림 Ⅲ-21 **축뇨와 배뇨의 구조**

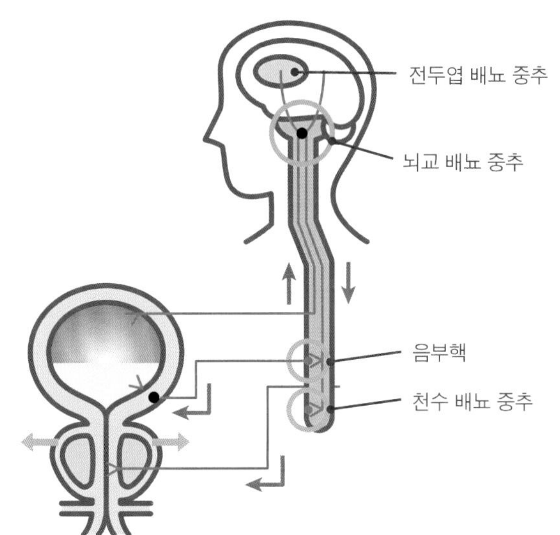

그림 Ⅲ-22 **배뇨를 주관하는 신경 전도로**

방광 용량이 약 150 mL에 이르면 방광 내압이 상승하고, 음부핵에 자극이 전해져, 뇌교에 있는 배뇨 중추를 지나 다시 전두엽의 배뇨 중추에 전해 진다. 대뇌는 요의를 감지하고, 다시 뇌교를 통해 천수의 배뇨 중추에 배뇨 명령을 전해 배뇨를 한다.

뇨가 생긴다.

방광 내 압력이 오르면 방광에서 요관으로 소변 역류가 일어나기 쉬워 신우신염이 반복되고 수신증을 일으켜 신기능 장애를 일으킨다.

● **이완성 방광**

배출 기능 장애가 일어나 방광이 늘어난 상태가 계속되면, 방광 내에 대량의 소변이 모인다. 이것을 이완성 방광이라고 한다. 이완성 방광에서는 방광은 확장되어 있으나 요의가 없다. 이 때문에 계속 소변이 모이면 방광에서 흘러넘친 소변이 새나와 실금을 일으킨다. 또 배뇨 후에도 대량의 잔뇨가 있어 방광염을 일으키기 쉬워진다.

당뇨병 환자에서는, 감각 없는 요폐에 의해 잔뇨가 증가하고 실금을 일으켜(유출성 요실금) 의료인과 상의하는 경우를 종종 볼 수 있다.

요실금의 종류와 병태

요실금에는, 유출성 요실금, 복압성 요실금, 절박성 요실금 등으로 나눌 수 있다. 그 중에서 당뇨병에서 많이 볼 수 있는 것은 유출성 요실금이다.

● 유출성 요실금

소변 흐름이 방해되거나 방광 근육이 수축되지 않으면, 모인 소변에 의해 방광이 확장된다. 따라서 방광 안 압력이 높아져 소변이 밖으로 넘쳐 나온다.

유출성 요실금에서는 방광 감염을 일으키기 쉽고, 또 결석도 생기기 쉽다.

● 복압성 요실금

복압성 요실금은, 요도를 조이는 기능이 약해져 재채기나 웃음, 계단의 오르고 내림, 무거운 물건을 들었을 때처럼 배에 힘이 들어가는 동작으로 소변이 새는 상태이다.

● 절박성 요실금

정상인은 보통 갑자기 요의를 느껴도 억제할 수 있으나, 절박성 요실금에서는 화장실에 갈때까지 참지 못하고 소변이 새게 된다.

소변이 조금이라도 방광에 모이면 갑자기 요의를 느껴 자신의 의지와 관계없이 방광 근육이 수축되어 소변이 나오게 된다. 소변량은 복압성 요실금보다 많고 때로 대량이 나오기도 한다.

신경성 방광의 치료

● 약물 요법

항콜린제가 중심이 된다. 항콜린제는 수축성 방광을 이완시키는 효과가 있는 반면, 입안 건조나 변비가 생기고, 소변 배출에 필요한 정상적 수축력이 손상되는 경우가 있다.

교감신경 차단제를 투여하여 방광과 괄약근의 협조 운동을 개선시킬 수도 있다.

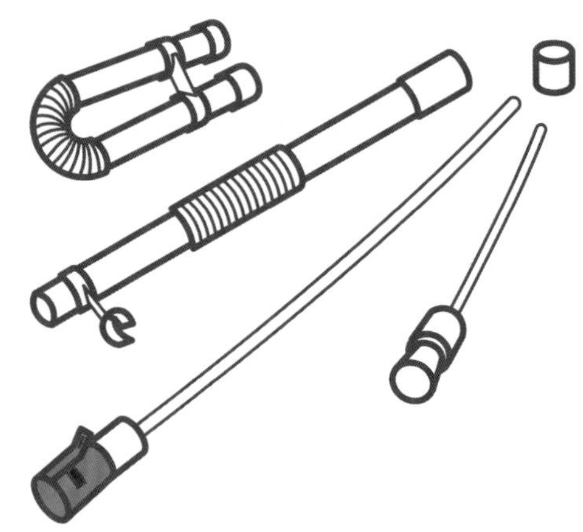

그림Ⅲ-23 **소변 카테터**

● 간헐적 자기 도뇨

이완성 방광이 지속되면 카테터를 이용한 간헐적 자기 도뇨를 시행한다(**그림Ⅲ-23**). 간헐적 자기 도뇨는 방광을 비워 주어 방광이 항상 확장되어 이완된 상태를 개선해 배뇨 기능을 회복시킬 뿐 아니라 체류된 소변에서 발생하는 세균 감염을 예방 할 수 있다.

자기 도뇨는 기술 습득이 필요하므로 충분한 훈련이 필요하다. 환자의 준비 상태에 맞추어 팜플릿 등을 이용하여 교육한다.

간헐적 자기 도뇨 시행에서, 도뇨전 배뇨량과 도뇨 후 잔뇨량을 측정해 배뇨 일지에 기록한다. 배뇨 후 목표 잔뇨량은 50 mL 이하이다.

자기 도뇨 순서

준비할 것: 카테터, 소독 솜, 윤활제, 소독액, 거울, 계량 컵, 배뇨 일지, (펜 라이트) .

① 도뇨 전에 비누로 손을 씻어 청결하게 한다.

② 카테터에 윤활제를 발라 천천히 삽입한다 (여성:4~6 cm, 남성:15~20 cm).

③ 소변량을 배뇨 일지에 기록한다.

④ 일회용 카테터는 폐기하며, 재사용 형태는 흐르는 물에 씻어 소독액이 들어 있는 용기에 보관하도록 교육한다.

※ 1 일 3~6 회 정기적으로 실시한다.

● **기타 치료법**

방광이나 방광을 조절 하는 신경 또는 척수에 전기 자극을 주어 이완성 방광을 수축 시키는 방법도 있다. 전기 자극치료는 약물 치료에 반응하지 않는 경축성 방광 환자에서 여러 증상을 개선할 수 있다. 장의 일부를 사용해 방광 용량을 확장하는 수술은 경축성 방광의 일부에서 효과적이다. 이 수술을 받으면 요도 카테터로 배뇨 하지 않으면 안된다. 신기능이 서서히 저하되거나, 배뇨용 카테터 유치를 할 수 없으면 복벽에 구멍을 만들어 요로를 변경하는 수술이 필요하다.

요실금 환자 돌보기

요실금이 있으면 피부 장애 발생을 예방하기 위해 기저귀나 패드의 선택과 피부 관리를 교육한다. 요실금이 있다해도 외출하지 않으면 안 되는 경우가 있는데도, 냄새를 걱정하여 사람들 만나기를 관계를 피하는 등 인간 관계가 유지할 수 없게 되어 정신적으로나 사회적으로 장애가 나올 수 있어 충분한 지원이 필요하다.

● **요실금의 스킨 케어**

요실금이 있는 환자의 대부분은 종이 기저귀나 패드를 사용하고 있다. 요실금이 있으면 음부의 피부가 항상 소변에 노출되어 있다. 소변이 피부에 부착되면 침연에 의해 피부 장벽 기능이 저하되어, 피부 장애나 세균 감염이 발생하기 쉽다. 이 때문에, 장시간 젖은 기저귀나 패드를 댄 채로 두지 말고, 가능하면 청결하게 유지하도록 교육한다. 또 피부 장애를 예방하기 위한 발수성 연고 도포도 효과적이다. 목욕 후에는 보습 크림 등으로 피부 본래의 보호 기능이 회복되도록 한다.

● **기저귀나 패드의 선택**

실금이 있으면, 아무래도 많이 흡수하는 큰 패드를 선택하기 쉽다. 그러나 너무 큰 패드나 기저귀는 불편하고, 접촉성 피부 장애의 원인이 된다. 패드의 흡수량이 다양하므로 체격이나 요실금 양에 맞추어 선택한다(**그림Ⅲ-24**). 요실금 양에 따라 주간용, 야간용으로 구분하여 사용하면 경제적 부담을 덜 수 있다. 환자의 라이프스타일이나 경제 상황도 고려한다.

요로 감염증의 예방

요실금이나 빈뇨가 있으면, 수분을 제한하는 사람이 많지만, 하루에 적어도 1,000~1,500 mL 이상의 수분을 충분히 섭취해 소변이 농축되지 않도록 알려준다. 특히 고령자에서 수분 제한은 탈수가 되어 신기능 저하를 일으킨다.

당뇨병 환자는 감염에 약하고, 실금에 의해 불결해지기 쉽기 때문에, 요로 감염이나 진균 감염 피부 장애에 충분한 주의가 필요하다. 소변은 세균 감염에 의해 알칼리화하므로, 소변의 산성화 촉진을 위해 크랜베리주스를 마시도록 권하기도 한다.

테이프 타입

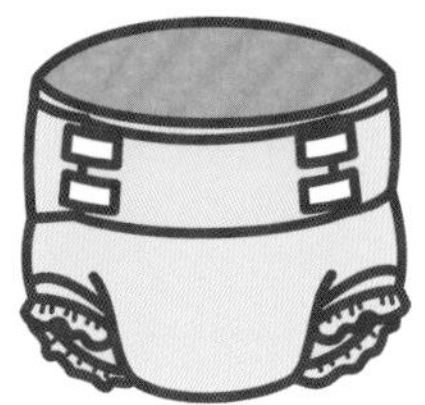

팬티 타입

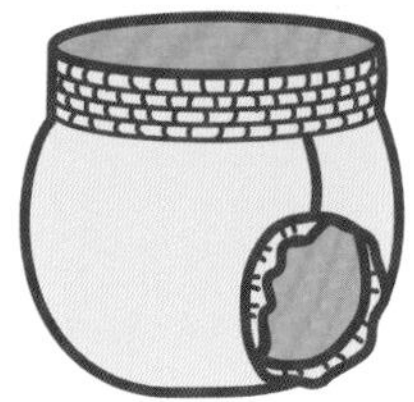

패드 타입

(남성용)

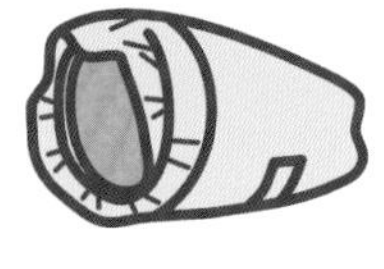

(여성용)

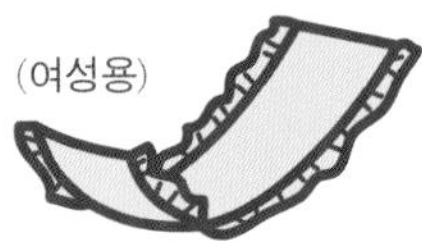

그림 Ⅲ-24 기저귀, 패드의 종류

성기능 장애

당뇨병 합병증은 성기능에도 영향을 준다. 당뇨병 남성 환자의 약 30~60%에서 성기능 장애가 있다고 한다. 그 중에서도 발기 장애가 가장 많아, 발생 위험은 정상인의 2~3배이다[2].

당뇨병 여성에서는, 질내 분비의 감소나 무월경이 나타나는 경우가 있다. 성교통이 나타나는 경우도 있다.

모두 부끄러움 등으로 실제 치료를 받는 사람은 일부이며, 간과하기 쉬운 질환이다.

발기 장애의 원인과 경과

● 기질적 인자와 심리적 인자(그림 3-25)

고혈당이 계속 되면 혈류 장애에 의해 음경으로 혈류량이 감소해 발기 장애가 된다. 또 혈관계 이상은 신경계에도 장애를 미치는 결과 발기 장애(erectile dysfunction, ED)를 일으키는 경우가 있다.

당뇨병이 발견되는 경우가 많은 40~50대에는 생리적으로 남성호르몬 분비가 서서히 감소되는 시기이지만, 고혈당 상태가 계속되면 남성호르몬의 하나인 유리 테스토스테론이 감소해, 남성호르몬 분비 감소가 가속화 되어 발기 장애를 유발하게 된다.

호르몬 분비 감소는, 연령 증가나 당뇨병에 의한 것만은 아니다. 일상생활의 스트레스 등 각종 심리적 인자가 함께 동반되는 경우가 있으며, 특히 신경질적인 환자에서 발기 장애를 일으키기 쉬운 경향이 있다.

그 밖에 혈압 강하 이뇨제나 진통제, 항우울제 등의 부작용으로 또, 비만, 과도한 음주나 흡연 등의 생활 습관에 의해 발생하는 경우도 있다.

치료 대책으로 원인이 무엇인지 아는 것이 중요하다.

약물 치료와 외과 치료

약물에 의한 부작용을 생각할 수 있으면 복용 중지나 복약 변경을 생각한다.

약물 요법으로, 5형 포스포디에스테라제(PDE-5) 저해제(비아그라 등)를 비롯하여 비타민제나 대사 촉진제, 순환 촉진제 등을 사용한다. 그러나 PDE-5 저해제는 심장병 등에서 초산제나 니트로글리세린을 사용하고 있거나 일부의 혈압 강하제를 복용하는 경우에는 복용할 수 없다. 당뇨병 환자는 증상이 없어도 동맥경화성 질환을 합병하는 경우가 많기 때문에 충분한 주의가 필요하다.

약물 치료에도 개선되지 않으면 혈행 재건술을 시행하거나 인공 보형물 삽입술(NOTE 1)을 시행하는 경우도 있다.

NOTE

▶1 인공 보형물 삽입술
인공 보형물이라고 부르는 실리콘을 음경 해면체에 이식해 인공적으로 발기시키는 장치를 삽입하는 수술.

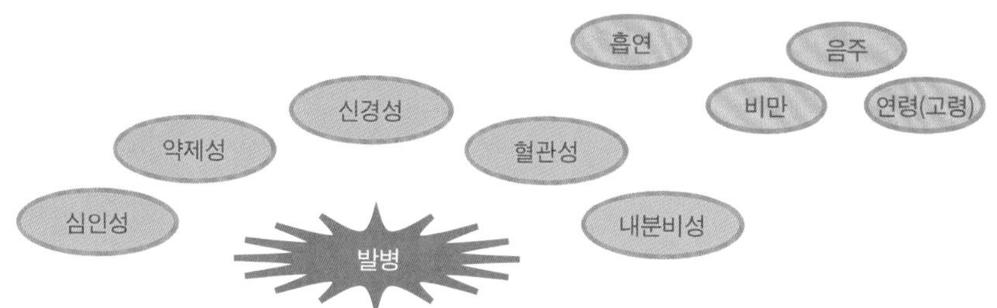

그림Ⅲ-25 **당뇨병 환자에서 발기 장애의 위험 요인**

돌보기 요점

발기 장애를 호소하는 당뇨병 환자의 대부분은 심인성이므로 환자의 불안을 없애는 심리적 관리가 중요하다. 또 과도한 흡연이나 음주가 있으면 생활 개선을 촉구한다.

<문헌>
1) 니시자와 리: 신경성 방광 장애와 요실금. 임비 59:130-132, 2005
2) 타카하시 아키라도: 성기능 장애 매뉴얼, 당뇨병과 성 기능 MBMED Reha 53:25-29, 2005

2 만성 합병증 돌보기

위장 장애

고혈당에 의해 자율 신경에 장애가 발생하여 여러 가지 위장 증상이 나타나는 것은 이전부터 잘 알려져 있다. 또한 위절제 후 증후군은, 임상 현장에서 자주 보는 혈당 변동과 관련된 병태의 하나이다. 먼저 이들에 대해 설명한다. 그리고 다음에 지금부터 중요하게 될 위장 관련 주제 몇 가지를 설명한다.

위장관 호르몬인 인크레틴 관련약이 임상에 등장하여 각광을 받고 있다. 또한 비만이나 지방과 관련된 연구의 발전으로 당뇨병의 양상도 바뀌고 있다.

설명할 수 없는 혈당 변동을 보면 위운동 기능 이상 가능성을 생각한다.

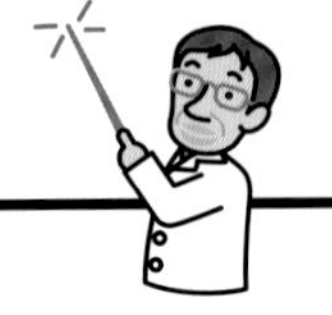

당뇨병에 의한 위장 장애

위운동 기능 이상(당뇨병 위마비)

●증후

위는 먹은 것을 배출하기 위해 규칙적으로 운동 하고 있다. 이 움직임을 전기신호로 기록한 것이 위전도(EGG)이다(**그림Ⅲ-26**). 일반적으로 시행되는 검사는 아니지만, 당뇨병 환자중에는 위전도에 분명한 이상이 있는 사람이 있다. 빈도가 매우 높아, 당뇨병 환자 4~5명 중 1 명이라는 보고도 있다.

위의 운동 기능 이상은 자각 증상이 없어 간과하기 쉽다. 그러나, 자율 신경병증이 진행된 위에서는 음식물이 머무는 시간이 크게 늘어나서 소화 흡수가 불안정하게 되므로 혈당의 혼란을 일으키는 경우가 있다.

●치료

위 운동을 조절하는 약[NOTE 1](돔페리돈, 모사프라이드, 트리메토프림제제)을 투여한다. 위장관 운동 촉진 작용이 있는 에리스로마이신 치료를 시도하기도 한다. 그러나 자각 증상이 나타나면 치료하기 어렵다.

●돌보기 요점

혈당이 날에 따라 변동이 클 때 대부분은 간식이 원인이다. 그렇지만 드물게, 위운동 기능 이상이 원인일 가능성이 있다. 우선 어떤 식생활을 하고 있는지 잘 들어 본다. 과일은 몸에 좋기 때문에 많이 먹어도 좋다고 생각하거나, 스포츠 음료는 설탕이 없어 괜찮다고 생각하는 사람은 의외로 많다.

문제가 발견되지 않으면 위 검사가 필요하다.

위 내시경이나 위투시에서 음식 잔사가 있으

NOTE

▶1 건위 · 소화제
가스모틴, 가나톤 등이 있다.

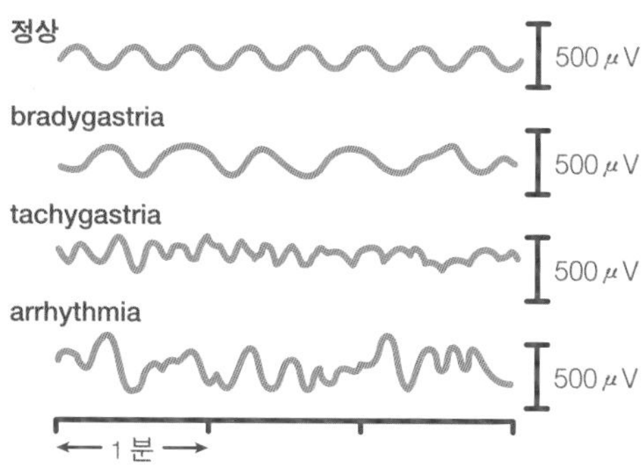

정상인은 1분에 3회의 규칙적 파형이 기록된다. 한편 자율 신경병증을 합병한 당뇨병에서는 서파(bradygastria)나 속파(tachygastria), 그리고 부정파(arrhythmia)가 나타난다.

그림 Ⅲ-26 당뇨병의 위전도(EGG)

면 이 질환이 강하게 의심된다. 위석 같은 위 속의 호두 같은 덩어리가 원인인 경우도 있다.

대장 운동 기능 이상

●증후

당뇨병 환자에서는 일반적으로 변비가 많으며, 자율 신경병증이 진행되면, 변비가 더 심해지는 한편, 때로는 물과 같은 설사를 동반하는 경우가 있다.

> 원래 변비 경향이 있어 2주 정도 지속은 드물지 않았다. 설사약은 여러 가지 시도하는데, 효과가 없는 것은 전혀 효과가 없고, 효과가 있기 시작하면 이번에는 물 같은 설사가 멈추지 않게 된다. 속옷을 더럽히기 싫어 지사제를 먹으면 또 심한 변비가 된다. 이것이 반복된다.

●치료

설사를 유발하지 않고 변비를 억제할 목적으로 산화 마그네슘 같은 완하제나 대변을 팽창시키는 폴리카보필 칼슘제제를 사용하지만, 변비나 설사도 난치이다.

●돌보기 요점

대변이나 소변 실금은 환자가 말하기 어려운 고민의 하나이다. 무엇이나 상의하도록 신뢰 관계를 구축하는 것은 물론이며, 작은 징조도 놓치지 않는 섬세함도 중요하다.

담낭 질환

담석이 증가하거나, 담낭 수축이 나빠지며, 담낭염에 걸리기 쉽다. 악성 종양을 조기 발견하기 위해서 정기적으로 복부 초음파를 실시한다.

위절제 후 증후군

●증후

위를 절제 후, 음식물을 모으는 기능 저하에 의해 일어나는 다양한 증상의 총칭이다. 식후 30분 이내에 발생하는 조기 덤핑 증후군(NOTE 2)과 식후 2~4시간 후에 발생하는 후기 덤핑 증후군이 있다. 증상의 일부가 비슷하여 혼동되기도 하나, 혈당과 관련된 것은 후기 덤핑 증후군이다.

●후기 덤핑 증후군

위 절제 결과, 음식물이 한번에 소장으로 흘러가고, 혈중에 흡수되어 일과성으로 식후 고혈당이 일어난다. 인슐린 분비능이 낮으면 고혈당이 지속하여 당뇨병이 된다. 경증이면 α-GI로 치료되나, 심하면 매 식사 전에 인슐린 주사가 필요한 경우가 있다.

반대로 인슐린 분비능이 충분히 남아 있으면, 고혈당에 반응하여 다량의 인슐린이 분비되나, 흡수되는 음식물이 없기 때문에 이번에는 저혈

NOTE

▶2 조기 덤핑증후군
위를 광범위하게 절제한 환자의 10~20%에서 발생한다. 위가 작아진 결과, 음식물이 충분히 소화되지 않은채 소장에 흘러가고, 급격히 대량의 소화액이 분비되어, 장관의 확장과 장으로 혈류 증가가 원인이 되어 식은 땀, 현기증, 두근거림 나타나고 사람에 따라서는 장운동 항진으로 복통이 일어나기도 한다.

당이 된다. 이것이 후기 덤핑 증후군이다. 식후 2~4시간 정도에 발생하여, 증상은 저혈당에 의한 식은 땀이나 손 떨림이다. 음식물 흡수를 늦추어 발생을 예방하는 궁리가 필요하다.

당뇨병과 위장; 최근의 화제

비알코올성 지방간염(NASH)

●증후

지금까지 지방간은 아무 위험이 없는 상태라고 생각해 왔으나, 일부에서 간경변이나 간세포암으로 진행하는 비알코올성 지방간염(nonalcoholic steatohepatitis: NASH)이라는 병태가 있다는 것을 알게 되었다.

NASH는 '간에 지방 침착을 동반한 비음주자에서 나타난 원인 불명의 만성 간질환' 이라고 정의된다. 이 질환의 문제는 간조직 검사(생검)를 하지 않으면 지방간과 구별되지 않는 점이다.

일본인의 3% 정도가 NASH에 이환되어 있으며, NASH가 10년 지나면 20% 전후가 간경변으로 진행되며, 고혈당이 NASH 악화를 촉진하는 등의 염려되는 연구 결과가 차례로 발표되고 있다.

●진단과 치료

피오글리타존이나 메트포르민이 효과적이라는 보고가 있으나, 장기적인 효과는 알려져 있지 않다. 그러나 체중을 줄일 수 있으면 확실히 좋아진다.

바리어트릭 수술

희랍어로 체중을 나타내는 "baros" 와 치료를 의미하는 "iatrike"의 복합어로, 비만을 치료하기 위한 수술의 총칭이다. 아직 일부 병원에서만 시행되고 있으나, 위를 작게 꿰매어 줄여 주거나 위

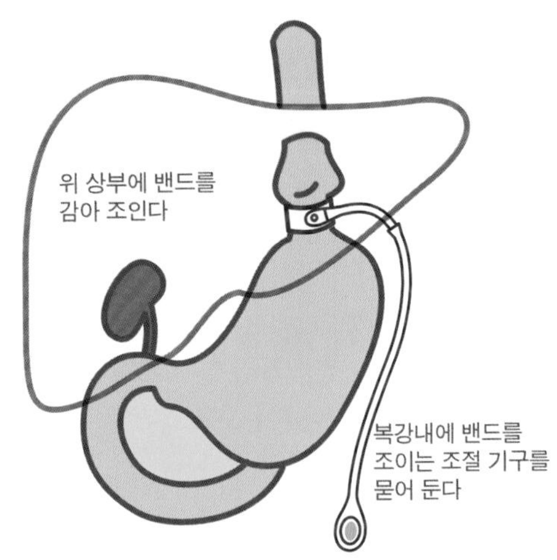

그림Ⅲ-27 조절성 위밴드술

의 상부를 링으로 조여 물리적으로 먹지 못하게 한다(**그림Ⅲ-27~29**).

최근 초비만인 사람이 100 kg 이상의 감량에 성공하여 화제가 되었다. 복강경을 사용하는 수술이 보급되어 안전성도 높아지고 있다. 수술 결과, 당뇨병이나 수면 무호흡 증후군[NOTE 3]이 완치되는 사람도 있고, 동맥경화 예방 효과가 평가되기 시작하고 있다.

또 흥미로운 점으로, 수술 경험자에서 "폭풍같이 몰아치는 식욕이 없어졌다" 라고 말하는 것이다. 물리적으로 먹을 수 없게 된 것에 더해, 음식 욕구도 변화된다는 것이다. 이전에 150 kg인 사람이 다른 사람의 식사라도 빼앗아 먹고 싶어질 때가 있었다고 말하였다. "받아들임" 과 "동기부여" 는 다른 차원의 이야기이지만 이런 수술이 아니면 악순환에서 빠져나오기 어려운 사람도 증가하는 것 같다.

그렐린

과거에는 호르몬이라고 하면 뇌하수체나 갑상선 등 특수한 내분비 기관에서만 생산되는 것이

NOTE

▶3 수면 무호흡 증후군

수면 중에 호흡이 멈추어 숙면하지 못하여 낮의 졸음이나 뇌혈관 질환, 심 질환의 원인이 된다. 비만과 관련된 폐색성이 중요하지만, 동양 사람은 서구인에 비해 경도의 비만에서도 발생하기 쉽다. 최근의 연구에서, 당뇨병 환자의 약 1/3에서 동반된다고 보고되었다.

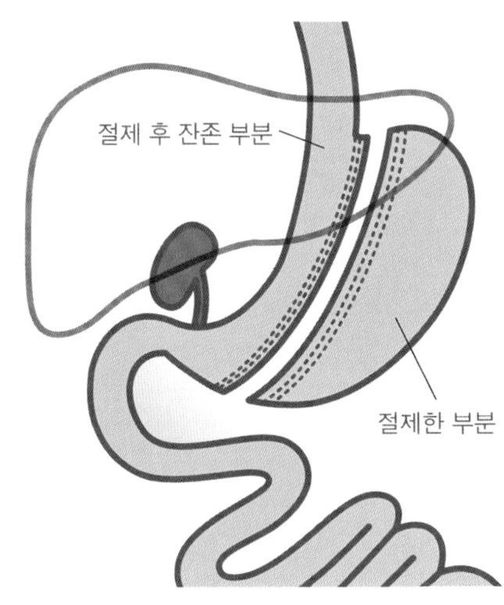

그림Ⅲ-28 **위소매 절제술**

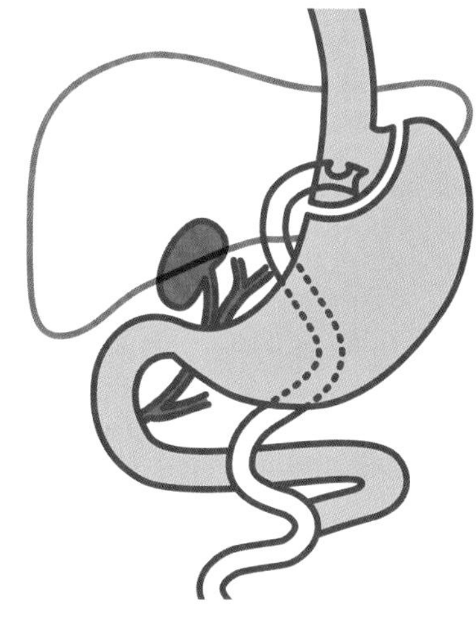

그림Ⅲ-29 **R-Y 위우회술**

라고 생각하였다. 그런데 심방성 나트륨 이뇨펩티드(ANP)와 뇌성 나트륨 이뇨 펩티드(BNP)가 심장에서 발견되어, 펌프라고 생각되던 심장이 호르몬도 만들고 있다는 것을 알게 되었다. ANP는 지금 심부전 치료에 사용되는 약제의 하나이고, BNP는 심부전 정도를 아는 중요한 검사 항목으로 되어 있다.

계속하여 지방세포에서 렙틴이나 아디포넥틴 등 많은 호르몬을 생산하는 것이 밝혀졌고, 더우기 위까지도 호르몬을 생산하는 것을 알게 되었다. 그것이 그렐린이다.

그렐린은 식전 공복에 증가하고, 식사와 함께 저하한다. 분비되어 뇌에 작용하여 식욕을 항진시키는 것으로 알려졌다. 바리어트릭 수술 후 없어진 "식욕의 폭풍" 에도 관계하고 있을 것으로 생각된다.

당뇨병 임상을 하고 있으면, 흥미로운 고리가 차례로 연결되어 체내 대사에 관여하는 것을 알게 된다. 고전적으로 당뇨병은, 눈, 신장, 신경 이외에 췌장과 간이 대상이었으나, 지금은 심혈관계는 물론 지방조직이나 뼈도 당뇨병에서 빠뜨릴 수 없는 영역이 되었다. 그리고 인크레틴이 임상에 응용되어 장관의 중요성이 강조되고 있으며 다음의 흥미는 식용을 조절하는 뇌로 향하고 있다.

색 인